現場から伝える呼吸機能検査のコツ

基本の**スパイロメトリー**から**精密検査**まで

編集

田坂定智
弘前大学大学院医学研究科呼吸器内科学講座

横場正典
北里大学医療衛生学部医療検査学科

南山堂

執筆者一覧 (敬称略)

編集者

田坂定智	弘前大学大学院医学研究科呼吸器内科学講座
横場正典	北里大学医療衛生学部医療検査学科

執筆者 (執筆順)

塩田智美	順天堂大学大学院医学研究科呼吸器内科学
濱田恭	北里大学病院臨床検査部
松岡志保	慶應義塾大学病院臨床検査技術室臨床検査科
田邊晃子	慶應義塾大学病院臨床検査技術室臨床検査科
山澤稚子	慶應義塾大学医学部臨床検査医学／呼吸器内科
田坂定智	弘前大学大学院医学研究科呼吸器内科学講座
佐藤理子	北海道大学大学院医学研究院呼吸器内科学教室
木村孔一	北海道大学大学院医学研究院呼吸器内科学教室
関谷潔史	相模原病院アレルギー・呼吸器科
糸賀正道	弘前大学大学院医学研究科臨床検査医学講座／呼吸器内科学講座
黒澤一	東北大学環境・安全推進センター／東北大学大学院医学系研究科産業医学分野
古川雄一郎	大阪公立大学大学院医学研究科呼吸器内科学
浅井一久	大阪公立大学大学院医学研究科呼吸器内科学
小荒井晃	仙台市立病院呼吸器内科
横場正典	北里大学医療衛生学部医療検査学科
笠原靖紀	東千葉メディカルセンター呼吸器内科／千葉大学大学院医学研究院総合医科学講座

序　文

　呼吸機能検査は，呼吸器診療において非常に重要な役割を果たしており，診断から治療方針の決定に至るまで，多くの局面で欠かせない検査の一つです．患者さんの呼吸器疾患の早期発見，経過観察，治療効果の評価など，呼吸機能を正確に把握することは，病態の理解と治療の適正化に大きく寄与します．しかし，呼吸機能検査を実施するためには，適切な知識と技術が求められ，また検査技師や看護師，さらには医師をはじめとする多職種が連携して取り組む必要があります．

　本書は，呼吸機能検査に関わる初心者の方々や実務経験のある方まで幅広い読者を念頭に，現場視点での実践的な情報を提供することを目的として編纂されました．特に，検査技師や看護師，また呼吸器に関する知識を深めたい医療従事者の方々を念頭に置き，理論的な知識に加え，実際の検査手技や患者対応，トラブルシューティングの具体例も盛り込んでいます．

　呼吸機能検査は一見シンプルに見えるかもしれませんが，その正確な実施には，さまざまな要素が絡み合っています．例えば，患者さんの協力を得るためのコミュニケーション能力や，測定器の取り扱いに関する技術とノウハウ，さらには得られたデータを正しく解釈するための知識も重要です．本書では，初心者でも理解しやすいように，検査の基礎から応用までを段階的に解説し，現場で役立つノウハウを余すことなく提供することを心掛けました．

　また，さまざまな疾患の診療において呼吸機能検査の結果をどのように評価し，どのような治療に結びつけていくかという点についても触れています．呼吸器疾患の病態は多岐にわたっており，その一つ一つに対する適切な検査と解釈が求められます．本書では，実際に遭遇しがちな症例を通して，臨床での応用力を高めるための実践的なアプローチも紹介しています．特に，換気機能検査や拡散能力を測定する検査の理解は，疾患の早期発見や進行度の評価において非常に重要です．

　呼吸機能検査の技術は，単なる手技を越えて，患者さんとの信頼関係を築くための重要なツールであると私たちは考えています．患者さん一人一人の状態に応じた適切な検査を提供するために，われわれ医療従事者が積み重ねてきた経験を基に，さらに進化し続けることが求められています．本書を通じて，呼吸機能検査に関わるすべての方々が，日々の業務において自信を持って検査を実施し，その結果を患者さんの診療に最大限に生かせるようになることを願っております．本書が，医療現場で活躍する皆さんの役に立ち，呼吸機能検査を通じてよりよい診療が提供できる一助となれば幸いです．

2024年11月

弘前大学大学院医学研究科呼吸器内科学講座　**田坂定智**

北里大学医療衛生学部医療検査学科　**横場正典**

contents

0章 総論 塩田智美 1

1. 呼吸機能検査の意義
1) 呼吸の仕組みと呼吸機能検査の位置付け／2) 呼吸機能検査の意義／
3) AIと呼吸機能検査

2. 用語の定義／記号
1) スパイロメトリーの用語／2) 肺気量分画の用語／3) 肺拡散能の用語／
4) その他の検査／5) 呼吸生理の記号

3. 呼吸機能検査の全体図

* Column * SpO_2 の正しい表記 13

1章 スパイロメトリー：検査の流れ 濱田恭 19

1. スパイロメトリーとは

2. 検査前の準備
1) 設備環境（室温・気圧）／2) 患者情報（検査目的，身体所見など）・既往歴・喫煙歴／3) 患者への説明（不安の取り除き方，協力を得るためのコツ）と検査中の注意点／4) マウスピースの咥え方

3. 検査中
1) 被検者の体位／2) 特別な配慮が必要な患者（車椅子，難聴，外国人，酸素投与下など）／3) 妥当性の確認，採択基準／4) 上手くできない患者の例と対応方法

4. 検査後
1) 患者への声掛け／2) 結果の評価／3) メンテナンス，感染対策

2章 肺気量分画
松岡志保, 田邊晃子, 山澤稚子   31

1. 肺気量分画とは
1) 肺気量分画とは／2) 各分画について／3) 各分画の容量／4) 各肺気量を規定する因子／5) 疾患における肺気量分画／6) 肺気量分画の加齢による変化

2. 検査方法
1) 肺活量測定／2) 機能的残気量測定

3章 努力肺活量
田坂定智   54

1. はじめに
1) 努力呼気曲線とフローボリューム曲線の関係／2) フローボリューム曲線の典型例

2. 検査で得られる数値と意味するもの

3. 検査開始前の準備と精度管理

4. 検査方法
1) 測定体位と姿勢／2) マウスピース／3) 検査の間隔

5. 測定準備
1) 機器の動作確認／2) 被検者の状態の確認／3) 被検者への説明

6. 基本的な手技

7. 妥当性の確認
1) 妥当性のない不良波形の例

8. 再現性の確認と結果の選択
1) 再現性が得られない場合の対応

4章 肺拡散能
佐藤理子, 木村孔一   66

1. 肺拡散能とは

2. D_{LCO} と D'_{LCO}

3. 臨床における肺拡散能検査の意義
1) 慢性閉塞性肺疾患（COPD）／2) 間質性肺炎／3) 気腫合併肺線維症（CPFE）／4) 診断の補助としての意義／5) 手術前検査

v

4. 検査方法

1) 検査開始前準備，精度管理／2) 検査方法／3) 実際の検査手順／
4) 妥当性，採択基準／5) 結果の評価

5章 その他の検査
80

1. 喘息の検査

1) 気管支拡張薬反応性検査（気道可逆性検査） 関谷潔史 ⋯⋯⋯⋯ 80

1. 気道可逆性とは
2. 検査の意義と適応
3. 負荷薬物の選択
4. 検査の実際と結果の解釈
5. 喘息診療において気管支拡張薬反応性検査を
有効に活用するために

2) 気道過敏性検査（標準法，アストグラフ法） 関谷潔史 ⋯⋯⋯⋯ 85

1. 気道過敏性とは
2. 気道過敏性の発生機序
3. 直接刺激法と間接刺激法
4. 検査の意義と適応
5. 負荷薬物の選択
6. 測定法の種類
1) dosimeter 法／2) tidal breathing 法／3) アストグラフ法
7. 検査の実際と結果の解釈
1) 直接刺激法／2) 間接刺激法
8. 検査における注意点
9. 喘息診療において気道過敏性検査を有効に活用するために

3) F$_{ENO}$ 検査 糸賀正道，田坂定智 ⋯⋯⋯⋯⋯⋯⋯⋯⋯⋯⋯⋯⋯⋯ 97

1. はじめに
2. F$_{ENO}$ とは
3. F$_{ENO}$ 測定の原理

4. 測定方法

5. 測定時の注意点

6. 臨床応用

1) 気管支喘息・咳喘息／2) COPD・α_1アンチトリプシン欠乏症／

3) 間質性肺炎／4) 睡眠時無呼吸症候群／5) 閉塞性細気管支炎症候群

7. F_{ENO}測定と医療経済

8. 測定のコツ

9. おわりに

4) 呼吸抵抗(Rrs)(オシロメトリー法) 黒澤一 ························ 106

1. はじめに

2. 名称の変遷について

3. 測定原理

4. 測定指標

1) 測定指標の名称／2) 呼吸抵抗 (Rrs)／3) 呼吸リアクタンス (Xrs)／

4) 呼吸インピーダンス (Zrs)

5. 広域周波オシレーション

1) 周波数特性としての周波数依存性

6. オシレーション法における測定値の解釈

1) 機種の違い／2) Rrs／3) Xrs および Fres

7. 応用

1) 臨床／2) MostGraph

8. おわりに

5) 呼吸中枢機能検査 塩田智美 ·· 116

1. 呼吸中枢機能検査とは

2. 呼吸調節の概要

3. 呼吸中枢機能検査 (換気応答検査) の実際

4. 高二酸化炭素血症換気応答 (HCVR) の測定法と原理

5. HCVR 施行時の被検者への対応

1) 検査前／2) 検査中のことについて事前説明／3) 検査後

6. HCVR の測定の流れ

7. HCVR の測定結果

1) HCVR の出力指標／2) HCVR の結果の解釈／3) HCVR を施行した症例

8. 低酸素換気応答（HVR）

9. おわりに

2. 心肺運動負荷試験（CPET） 古川雄一郎，浅井一久 ·························· 125

1. 心肺運動負荷試験（CPET）とは

2. CPET の目的

3. CPET の適応と禁忌

4. CPET の実際
1) 事前準備と確認／2) エルゴメータ練習・修正 Borg スケール説明／
3) 測定機器準備・装着／4) continuous incremental ramp 負荷

5. CPET の評価
1) 運動耐容能／2) 嫌気性代謝閾値（AT）／3) 循環器因子／4) 呼吸器因子

6. おわりに

3. 終夜睡眠検査（簡易検査, ポリソムノグラフィー） 塩田智美 ····· 136

1. 睡眠障害への終夜睡眠検査の進め方
1) 睡眠障害の国際分類／2) 終夜睡眠検査のタイプ

2. 検査の対象疾患

3. 検査の種類

4. 検査を行う際の患者との接し方

5. 検査の使い分け

6. 簡易睡眠検査や PSG のセンサー
1) 気流センサー／2) いびき音センサー／3) パルスオキシメータ／
4) 呼吸運動センサー／5) 体位センサー／6) その他／7) オプション

7. 検査を行う際の現場で遭遇する悩み

8. 検査を行う際のちょっとしたコツやテクニック
1) 簡易検査施行時／2) 簡易検査貸出時／3) 精密検査（PSG）施行時

9. 終夜睡眠検査の解析
1) 概要／2) 診療のちょっとしたコツやテクニック／3) 判定／4) 診断／
5) 診断のちょっとしたコツやテクニック

10. 睡眠呼吸障害の各疾患の診断

6章 呼吸機能検査によってわかる疾患 150

1. COPD 小荒井晃 150
2. 気管支喘息 横場正典 154
3. 閉塞性細気管支炎 田坂定智 158
4. 特発性肺線維症（IPF） 横場正典 162
5. 肺高血圧症 笠原靖紀 166
6. 睡眠時無呼吸症候群 塩田智美 170
7. 神経筋疾患 田坂定智 179

索引 182

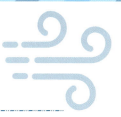

0章 総論

1. 呼吸機能検査の意義

1 呼吸の仕組みと呼吸機能検査の位置付け

　呼吸とは，肺を通じて生体が酸素（O_2）を体内に取り込み，二酸化炭素（CO_2）を排出する過程を指します．体内に取り込まれたO_2は細胞内のミトコンドリアにて生命活動に必要なアデノシン三リン酸（adenosine triphosphate：ATP）を産生するために用いられるため，適切な呼吸は生命維持に不可欠な活動といえます．

　呼吸は大きく「外呼吸」と「内呼吸」に分けられます．外呼吸とは，肺で大気からO_2を生体内に取り込み，CO_2を体外に排出するプロセスを指します．通常呼吸という用語は，外呼吸を指して用いられています．内呼吸とは，外呼吸によって体内に取り込まれたO_2が，やがて細胞内にあるミトコンドリアに到達し，電子伝達系に利用されてATP産生に利用され

脚注＊1：酸素カスケード

1. 大気中の酸素分圧
　乾燥大気中の酸素分圧は，吸入酸素分画（F_{IO_2}）×大気圧＝0.21×760 mmHg＝160 mmHgです．高度が増すごとに大気圧は減少しますが，F_{IO_2}は一定です．

2. 気管内の酸素分圧
　上気道（鼻腔，喉頭，気管）では水蒸気圧（正常体温37℃で47 mmHg）が加えられ，0.21×（760－47）mmHg ≒ 150 mmHgとなります．

3. 肺胞内の酸素
　恒常状態の肺胞では，250 mL/分（$\dot{V}_{O_2}$）の酸素が動脈血に取り込まれ，200 mL/分（$\dot{V}_{CO_2}$）の炭酸ガスが排出されます．大気が気管から肺胞へ移動するにしたがって，肺胞内の二酸化炭素の1 mmHgの増加に対し，肺胞気酸素分圧が1.2 mmHgの割合で減少します．気管内酸素分圧が150 mmHg，肺胞気二酸化炭素分圧が40 mmHgであれば肺胞気酸素分圧は102 mmHgとなります．

4. 動脈血の酸素
　肺胞から血液に酸素が拡散によって移行すると，肺胞気酸素分圧と終末毛細血管内酸素分圧はほぼ等しくなります．しかし，肺胞レベルでの解剖学的あるいは生理学的血流バイパスがわずかにみられ，酸素化を受けなかったシャント血液が酸素化された血液と混合し，動脈血酸素分圧は，終末毛細血管内酸素分圧より少し低下します．

5. 組織への酸素供給
　酸素を含んだ血液が身体の各組織に運ばれると，酸素分圧はさらに減少し，組織レベルで約40 mmHgになります．組織で酸素の利用が進むにつれて，酸素分圧はさらに低下します．

6. 細胞内の酸素
　細胞内での酸素分圧はさらに低く，ミトコンドリアでの酸素利用時には約5～10 mmHgにまで減少します．ミトコンドリア内での低圧酸素環境は，より効率的な酸素消費とエネルギー生成を促進します．

たのち，CO_2として再び細胞内から血液へと排出されるプロセスを指します．この一連の過程でO_2は，大気→気管内→肺胞内→動脈血→細胞→ミトコンドリア，と移動していることになりますが，これは酸素分圧が高圧→低圧の方向に拡散することによって行われており，酸素分圧は各段階で次第に低下していきます．この，酸素分圧が段階的に低下する現象を，酸素カスケード（酸素瀑布，oxygen cascade）[*1]とよんでいます．

この酸素カスケードが適切でないと，細胞への酸素供給が不十分となり，生命維持に支障を来すことになります．酸素カスケードには，換気運動・ガス交換・肺循環・呼吸調節系の機能が相互に影響するのですが，このうち換気・ガス交換の評価をするのが本書で取り扱う「呼吸機能検査」なのです．

2 呼吸機能検査の意義

医療現場では，患者の診断と治療指針を決定するために，さまざまな検査を必要とします．呼吸機能検査はその中でも，特に肺や呼吸器系の疾患を診断，評価するうえで重要な役割を担います．呼吸機能検査の中で，最も一般的かつ基本的な手法の一つであるスパイロメトリーは，スパイロメータを用いて肺活量（vital capacity：VC）を測定します．肺活量という呼称は，1840年代，英国の外科医 John Hutchinson（1811-1861）により初めて用いられました[1]．初期のスパイロメータは水封式で，息を吐くとその容量分内筒が上昇するもので，日本でも昭和後期までその原理を利用した機器が使用されていました．最大吸気位から最大呼気位まで呼出する肺活量はさまざまな疾患で低下し，疾患が重症になるとさらに低下することから，「生命の容量」または「重要な容量」という意味でvital capacityと命名されたようです．患者の呼吸機能検査結果を知ることで医療者は，患者の換気運動が適切であるか，ガス交換が適切であるかなどを知ることができます．器機が算出した数値だけでなく計測時の波形も重要な意味を持つことがありますので，呼吸機能検査の概要を理解することは非常に重要です．呼吸機能検査の意義として以下が挙げられます．

a）疾患の診断

呼吸機能検査は慢性閉塞性肺疾患（chronic obstructive pulmonary disease：COPD），気管支喘息，間質性肺炎を代表とするさまざまな呼吸器疾患の診断や病状の判断に有用です．呼吸機能検査は自覚症状が出現する以前の呼吸器疾患の早期診断に役立つこともあります．筆者の施設では，医学生の病院実習において学生自身が呼吸機能検査の被検者になる実習をしていますが，被検者体験を契機に気管支喘息の早期発見に至る学生もいます．

b）疾患の進行度評価

呼吸機能検査は呼吸器疾患の進行度を評価するためにも役立ちます．定期的に呼吸機能検査が行われることで，患者に対し適切な治療と管理を行うことができます．

c) 手術前のリスク評価

　開胸や開腹の手術のような全身麻酔下の手術を受ける患者が，手術前に呼吸機能検査を受けることは非常に重要です．さらに通常の呼吸機能検査に加え，過度の肥満や睡眠呼吸障害を強く疑う患者には，終夜睡眠検査もあわせて実施することが大切です．周術期の呼吸器系合併症リスクを予測し，発症リスクを最小限に抑え，より安全な手術の実施に繋がります．例えば閉塞性換気障害のある患者では，全身麻酔時の気道処置や吸入麻酔薬の選択，術中の人工呼吸器設定に影響します．拘束性障害や低肺気量のある患者では，原因疾患にもよりますが，筋弛緩薬使用の是非に影響します．閉塞性睡眠呼吸障害のある患者では，日中であっても抜管後の臥床睡眠時の呼吸管理方針に影響します．また，肺切除が検討される患者においては，術後の残存肺機能を手術前の呼吸機能検査結果から予想することができ，手術療法選択の可否や術後の在宅酸素療法導入を含めたリスクを評価できます．

d) 治療計画とモニタリング

　呼吸機能検査の結果は，呼吸器疾患の治療計画や治療経過のモニタリングにおいて重要な役割を果たします．例えば気管支喘息の場合，定期的な呼吸機能検査の結果が薬物の投与量の調整や吸入器の種類を選択することに役立ちます．また，低肺機能の患者が呼吸リハビリテーションプログラムに参加する場合，その効果判定の一つとして役立ちます．

e) 職業性肺疾患のスクリーニング

　呼吸器系に影響を与える可能性のある特定の環境または職業に従事している人々（アスベスト，化学物質，粉塵などの吸入曝露のある人々）において，職業性肺疾患の早期発見のために呼吸機能検査が行われることがあります．早期発見により，さらなる職業曝露による呼吸器系への影響を防ぎ，早期に適切な対策が講じられることに繋がります．職業性肺疾患であるじん肺，職業性喘息は，いずれの診断にも呼吸機能検査が必要とされています．

f) 研究開発

　学術研究分野においても呼吸機能検査は有用です．ヒトや動物を対象にした研究現場でも，病態把握，薬物や医療機器の効果の検証において，呼吸機能検査が使用されています．新しい治療法を開発し，呼吸器疾患の病態生理をより深く理解するのに役立ちます．疾患モデル動物（マウス，ラット）の気道抵抗や肺活量を測定する機器も，市場で販売されています．

g) 健康増進，QOL の向上

　気道や肺実質，呼吸筋にも加齢変化（老化）は生じ，健常者においても呼吸機能は経年的に変化します．特に肺の弾性収縮力の低下や呼吸筋力の低下により，肺容量（残気量）が変化します．これらの変化は，個人の生活環境，職場環境，栄養状態，ライフスタイル（特に喫煙の有無，運動習慣），遺伝的要因によっても異なり，すべての人において均一に進行するわけではありません．健常人であっても，健康診断や人間ドックなどで定期的に呼吸機

能検査が実施されることは，肺の健康状態と機能の詳細な情報の提供を可能とし，健康増進や生活の質（quality of life：QOL）の向上に繋がります．

呼吸機能検査機器によっては，年齢，性別，身長によって決定する予測式に基づいた「肺年齢」の測定結果が表示される場合もあります．個人の肺機能が年齢に見合ったものであるか，またはその年齢の平均より良いか悪いかが提示されることで，未診断の呼吸器疾患の早期発見や，喫煙などのリスク因子を中止するきっかけを啓蒙することに繋がります．

3 AIと呼吸機能検査

近年の人工知能（artificial Intelligence：AI）の進化は，呼吸機能検査を含む医療分野にも革命をもたらす可能性があり，以下に示すような未来の展望が期待されています．

a）自動化されたデータ解析

AIは，スパイロメトリーを含む呼吸機能検査から得られる大量のデータを迅速かつ正確に解析する能力を有します．検査結果の解釈にかかる時間が大幅に短縮され，医師がより迅速に診断や治療決定を行えるようになることが期待されます．

b）精度の向上

AIアルゴリズム（AIによる計算処理）は，継続的なソフトの学習を通じて精度を向上させることができます．呼吸機能検査においても，AIは膨大な数の検査結果からパターンを学習し，微妙な異常を検出する能力を高めることが期待され，早期の呼吸器疾患の検出率が向上する可能性があります．

c）遠隔医療との統合

AI技術の発展は，遠隔医療サービスの拡張にも寄与することが期待されます．患者が自宅で行う呼吸機能検査のデータをリアルタイムで解析し，必要に応じて医師の介入が促されるシステムが開発されることが予想されます．地理的な制約に縛られることなく，質の高い医療サービスを提供することが可能になります．

d）予防医療への貢献

AIは，疾患のリスク要因を早期に識別し，予防的な介入を提案することで，予防医療にも貢献することが期待されます．特に生活習慣の改善や早期治療が必要な患者の特定に役立つことが期待されます．

このようにAI技術が呼吸機能検査に取り入れられることで，より効率的で，正確で，患者中心の医療サービスの提供に寄与することが期待されています．しかし一方で，これらの技術の導入と展開には，個人情報の保護，倫理的な問題，技術的な課題など，さまざまな課題も伴います．

2. 用語の定義／記号

1 スパイロメトリーの用語

a) 用語のポイント

スパイロメータ（検査機器）を用いて，スパイログラム（検査結果）およびフローボリューム曲線（検査結果）を記録することをスパイロメトリーとよびます．スパイロメトリーは，後述するガス希釈法などとの対比で，検査の手法を示す用語として用いられることもあります．

日常診療の現場では，これらをすべて頭の言葉の「スパイロ」のみを用いて話すことも多くあります．例えば「患者さんスパイロ上手くできましたか？」であればスパイロメトリーの検査が適切に行えたかを意味し，「〇〇クリニックにはスパイロありますか？」であればスパイロメータの器機の設備があるかどうかを意味し，「スパイロで異常を認めました」であれば記録されたスパイログラムに異常を認めたことを意味します．

b) スパイロメトリー，スパイログラム，フローボリューム曲線

スパイロメトリー（肺気量測定，spirometry）では，①安静時深呼吸（ゆっくりとした深い吸気および呼気）と②努力深呼吸（最大吸気後にできるだけ速い呼出）の2つの手法を行わせます．両者の手法による結果は，時間（X軸）と気量（Y軸，volume）の関係で図示され，スパイログラム（spirogram）とよばれています．②の手法による結果は気量（X軸，volume）と気流速度（Y軸，flow）の関係でも図示され，この図示の場合には，フローボリューム曲線（F-V曲線，flow volume curve）とよばれています．

c) スパイロメータ（spirometer）

スパイロメトリー検査を行うために使用される医療機器のこと．携帯用から高度な機能を持つ病院用のものまで，さまざまなタイプが存在します．

d) 肺活量（VC），対標準肺活量（%VC）

安静深呼吸時の手法から求められる肺活量（vital capacity：VC）は，努力肺活量（forced vital capacity：FVC）と区別する目的でslow VC（SVC）とも称されます．ゆっくりした呼吸動作での最大吸入位から最大呼出位に呼出した肺気量を指します．性別，年齢，身長が関与する予測式で求められた予測値に対する比率を，対標準肺活量（%VC）と表します．

e) 努力肺活量（FVC），対標準努力肺活量（%FVC），1秒量（FEV_1），対標準1秒量（%FEV_1）

努力深呼吸で求められる肺活量は「相手に呼吸努力を強いる（force）」という意味でforced VC（FVC）とよばれます．最大吸気位からできるだけ速く努力呼出した肺気量を指します．性別，年齢，身長が関与する予測式で求められた予測値に対する比率を，対標準努力肺活量（%FVC）と表します．

FVCのうち，呼気開始から1秒間に呼出された肺気量を1秒量（forced expiratory volume in

1 second：FEV$_1$）と表します．性別，年齢，身長が関与する予測式で求められた予測値に対する比率を，対標準1秒量（％FEV$_1$）と表します．

f）1秒率，予測肺活量1秒率

1秒率は，FEV$_1$のFVCまたはVCに対する比率で，2つの種類（FEV$_1$/FVCとFEV$_1$/VC）があります．前者のFEV$_1$/FVCはGaenslerの1秒率，後者のFEV$_1$/VCはTiffeneauの1秒率とよばれます．日常診療ではGaenslerの1秒率が用いられることが多く，通常「Gaenslerの」は省略されます．閉塞性換気障害の診断に用いられるのも（Gaenslerの）1秒率：FEV$_1$/FVCです．

予測肺活量1秒率は，FEV$_1$の予測式で求められたVCの予測値に対する比率〔FEV$_1$/（予測式で求められたVCの予測値）〕を表します．国が定める呼吸器機能障害の申請用紙に記載が必要な項目ですが，日常診療ではあまり用いられません．

g）最大呼気流量（PEF），$\dot{V}_{50}$，$\dot{V}_{25}$，$\dot{V}_{50}/\dot{V}_{25}$，最大呼気中間流量（MMF）

努力深呼吸の手法時に，努力呼気流量の最大値は最大呼気流量（peak expiratory flow：PEF，$\dot{V}_{peak}$とも），FVCの50％に到達した時点での呼気流量（50％FVCの呼気流量）は$\dot{V}_{50}$，25％FVCの呼気流量は$\dot{V}_{25}$，その比は$\dot{V}_{50}/\dot{V}_{25}$で表します．一方，FVCの25％を呼出した時点の呼気流量と75％を呼出した時点の呼気流量の平均値を最大呼気中間流量（maximal midexpiratory flow：MMF）として表します．

$\dot{V}_{50}/\dot{V}_{25}$は，末梢気道の閉塞性換気障害の指標（閉塞が強いほど$\dot{V}_{50}/\dot{V}_{25}$が上昇する，つまり50％FVCでの呼気流量に比し25％FVCでの呼気流量が著しく低下する）として現在でも用いられますが，MMFを用いる機会は減っています．

2 肺気量分画の用語

*略語の正式名称は，その下に示す各用語を参照してください．

a）用語のポイント*

肺気量分画（さまざまな肺容量の区分）として求める各肺気量は，①スパイロメトリー，②ガス希釈法（He，N$_2$），③体プレチスモグラフ法で測定します．①は口・気道を直接出入りする気量，②は口・気道を直接出入りしないが換気に関わっている気量，③は口・気道を直接出入りしないが換気に関わっている気量＋（嚢胞などの）換気のない気量，を測定します．

各肺気量の最小単位はV（volume）で表記され，4つのvolumeから成ります（TV，IRV，ERV，RV）．これらを複数合わせた単位はC（capacity）で表記され，4つのcapacityから成ります（VC，IC，FRC，TLC）．4つのcapacityがそれぞれどのvolumeを合わせたものであるかを理解しておくことは大切です．

スパイロメトリーのみでは，肺気量分画のうち，最小単位のRVを含むFRCやTLCを求めることができません．このため，すべての肺気量分画を求めたい場合には①に加え，②

や③の方法を実施します. そして②や③ではRVを直接求めることはできず, ②や③ではまずFRC（②で計測した場合）≒TGV（③で計測した場合）を求め, FRC≒TGVからスパイロメトリーで求めたERVを引くことでRVが求められます.

b) 肺気量分画

呼吸で変化するさまざまな肺の容量を分割して表したもの.

c) 機能的残気量（FRC）（ガス希釈法）

安静呼気時に, 肺内（厳密には肺実質から気道）に残っている気量. functional residual capacity.

d) 胸腔内ガス量（TGV）（体プレチスモグラフ法）

安静呼気時に, 肺内（厳密には肺実質から気道）に残っている気量. FRCとの違いは換気がない, すなわち気道と交通していない気量（例として, 換気運動によって伸展収縮する嚢胞）を含む点. thoracic gas volume.

e) 残気量（RV）

最大呼出時に, 肺内に残っている気量. residual volume.

f) 全肺気量（TLC）

最大吸気時に肺内（厳密には肺実質から気道）に含まれる気量. total lung capacity.

g) ガス希釈法（He, N_2）, 体プレチスモグラフ法

ガス希釈法は, 特定のガスを使用し, 口元でガスの希釈の程度を計測することで一部の肺気量を測定する方法です. ガスとして例えば（体内に存在する）窒素（N_2）を用いる場合には純酸素を吸った後に開放回路で安静呼吸を繰り返すことで体内から体外に排出されていくN_2の希釈の程度によりFRCを計測します.（体内に存在しない）ヘリウム（He）を用いる場合には閉鎖回路の中で, Heを含む混合ガスを繰り返し吸うことで, 回路内のHeが希釈されていく程度によりFRCを計測します.

体プレチスモグラフ法では, 密閉されたボックス（ボディボックス）に被検者が入り, 外気に通じた筒を咥えて安静呼吸を繰り返しているときにその筒のシャッターを閉じ, その際に生じた口腔内圧とボックス内の圧力の変化をもとにTGV（≒FRC）を計測します.

測定原理の詳細と, 2つの手法で得られる肺気量としてのFRC≒TGVが疾病によっては一致しない点については, 各論を参照してください.

3 肺拡散能の用語

a) 用語のポイント*

一酸化炭素（CO）の拡散能（$D_{L_{CO}}$）を測定し, 酸素の拡散能（$D_{L_{O_2}}$）を推定します.

肺胞の単位面積あたりの拡散能を評価するため, 吸入させる混合ガスにはCO, N_2, O_2のほか, 肺胞で吸収されないHeも含まれており, $D_{L_{CO}}$とともに肺胞気量（VA）が計測

*略語の正式名称は, その下に示す各用語を参照してください.

脚注＊2：
肺胞気量の直訳は「alveolar ventilation」ですが，略語標記では「VA」と示されます．

できます*2．健常者では，「拡散能検査で求めた肺胞気量（VA）」≒「ガス希釈法で求めた全肺気量（TLC）」となります．

b）肺拡散能：一酸化炭素の肺拡散能（DLCO）

肺胞から，肺胞を取り囲んでいる毛細血管内の血液に，COが拡散する能力．肺胞内と肺胞毛細血管血液の間のガス分圧差1mmHg当たり，1分間に，拡散するガス量（mL）を意味します．diffusing capacity of the lung for carbon monoxide．

c）一酸化炭素の肺拡散能／肺胞気量比（DLCO/VA）

肺胞気量1L当たりのDLCOであり，単位ガス交換面積当たりの拡散能を意味します．

4 その他の検査

a）その他の検査のポイント＊

＊略語の正式名称は，その下に示す各用語を参照してください．

気管支拡張薬反応性検査は，常にスパイロメトリーを施行します．気道過敏性試験は，薬物を吸入してスパイロメトリーを行う方法と，専用の検査機器を用いて安静換気を行う方法があります．

呼吸中枢機能検査は，保険適用がなく実施されている施設も多くはありません．厳密には低酸素換気応答（HVR），高二酸化炭素換気応答（HCVR）をおのおの測定します．しかしながらHVR測定のためには被検者を低酸素血症に導く必要があるため，医療安全や倫理的な観点から近年の日常診療ではHCVRのみを計測しています．

終夜睡眠検査は在宅，入院さまざまな種類がありますが，ポリソムノグラフィーは脳波を含んだ項目を測定する点が他の在宅用の検査と大きく異なる点です．

b）気管支拡張薬反応性検査（気道可逆性試験）

患者に検査目的に吸入気管支拡張薬を吸入させ，その前後でスパイロメトリーを行うことによって，気管支拡張薬による閉塞性換気障害の改善の程度を評価する検査です．

c）気道過敏性試験

患者に検査目的に吸入刺激薬（気道収縮作用のある薬物）を投与し，気道収縮反応の程度を評価する検査です．吸入刺激薬の負荷方法および測定項目の違いにより，いくつかの検査方法があります．

e）一酸化窒素呼気濃度測定（FENO）

患者の安静呼気中の一酸化窒素（NO）の分画濃度を非侵襲的に測定し，好酸球性気道炎症があるかどうか，またはその程度を評価する検査です．fractional exhaled nitric oxide．

f）オシロメトリー法，呼吸抵抗（Rrs），呼吸リアクタンス（Xrs），呼吸インピーダンス（Zrs）

オシロメトリー法とは，安静呼吸時に気道や肺の内部を空気が通過する際の流れにくさ

（広義の抵抗）を評価する一連の検査手法をいいます．

呼吸抵抗（respiratory system resistance：Rrs）は，空気が流れる気道の状態（気道径の大きさや流れる空気の粘性）が直接的に反映される抵抗です．一方，呼吸リアクタンス（respiratory system reactance：Xrs）は肺の弾性（肺の柔軟性が関与）と慣性（呼吸を繰り返す際に生じる空気の流れの加速度が，気道や肺の質量によって変化することが関与）が反映される抵抗です．RrsとXrsの要素を合わせた抵抗を呼吸インピーダンス（respiratory system impedance：Zrs）といいます．「合わせた抵抗」という概念には電気工学で用いる計算式を使います．詳細は各論を参照して下さい．

g）呼吸中枢機能検査，換気応答，低酸素換気応答（HVR），高二酸化炭素換気応答（HCVR）

換気応答検査はヒトの呼吸を調節する仕組みの中の一つである化学調節系の呼吸の応答を評価する検査です．呼気の終末二酸化炭素分圧を一定に保つ条件下で動脈血酸素分圧（Pa_{O_2}）を低下させるような負荷をかけたときに換気がどのように応答するかを評価する検査を低酸素換気応答（hypoxic ventilatory response：HVR），低酸素血症にならない条件下で動脈血二酸化炭素分圧（Pa_{CO_2}）を上昇させるような負荷をかけたときに換気がどのように応答するかを評価する検査を高二酸化炭素換気応答（hypercapnic ventilatory response：HCVR）といいます．

h）終夜睡眠検査〔簡易検査／ポリソムノグラフィー（PSG）〕

睡眠障害の中の睡眠呼吸障害を評価する目的で行う検査を終夜睡眠検査といいます．睡眠時の呼吸を評価するにあたり，測定項目の内容により簡易検査，ポリソムノグラフィー（polysomnography：PSG）と区別します．PSGでは脳波を必ず測定し，睡眠中の呼吸の変化をより正確に評価することができます．さらにPSGでは，睡眠呼吸障害以外の正常睡眠を妨げている要因の評価も可能です（例：周期性四肢運動症候群）．

5 呼吸生理の記号

a）1次記号と2次記号

呼吸機能検査では，各検査項目の表示について，世界共通の記号を組み合わせて表記します．その際，1次記号（**表1**）と2次記号（**表2**）が用いられます．

1次記号は，検査項目の種類を示し，大文字のアルファベットで表します（呼吸数のfは例外的に小文字）．

1次記号の後に示す2次記号は，1次記号で示した検査項目の状態を表します．この際，気相を示す場合には小さいフォントの大文字（small capitalといいます）で，液相を示す場合には小文字でそれぞれ示します．

2次記号の後に，必要な項目については元素記号を示すことになります．元素記号は2次

表1　呼吸機能を表す1次記号

記号	内容	単位	英文表記
V	気体の容積	mL，L	volume
$\dot{V}$	気流量	mL/秒，mL/分，L/秒，L/分	flow
Q	液体の容積	mL，L	volume
$\dot{Q}$	液体の流量	mL/秒，mL/分，L/秒，L/分	flow
M	質量	g，kg	mass
P	圧力	Torr，mmHg，cmH$_2$O	pressure
S	飽和度	%	saturation
C	含有量	g/mL	content
C	コンプライアンス	mL/cmH$_2$O	compliance
F	ガス濃度	%	fraction
D	拡散係数	mL/分/mmHg	diffusing capacity
R	ガス交換率	（単位なし）	respiratory gas exchange ratio
R	抵抗	cmH$_2$O/L/秒	resistance

記号で示されているドット（・）は，流量（流速）であることを示しています．
単位で示されているリットルＬは本来小文字ですが，数字の1と紛らわしいので近年ではＬが用いられます．

表2　呼吸機能を表す2次記号

	記号	内容	英文表記
気相	I	吸気	inspiratory
	E	呼気	expiratory
	A	肺胞気	alveolar
	D	死腔気	dead space
	B	大気	barometric
	L	肺	lung
液相	a	動脈	arterial
	v	静脈	venous
	$\bar{v}$	混合静脈	mixed venous
	c	毛細血管	capillary
	c'	毛細血管終末	leaving capillary
	b	血液	blood
	t	組織	tissue
	w	水	water

記号で示されているバー（－）は，液相の量が平均（混合）であることを示しています．

記号と同様に小さいフォントで示し，また2次記号がすでにある場合にはさらに文字位置を下げて表記します．

b）記号の表記例

動脈血酸素分圧：Pa$_{O_2}$

　P：1次記号（検査項目の種類としての圧力または分圧）

　a：2次記号（1次記号の状態が液相の動脈血）

　O$_2$：2次記号の後の元素記号（ガスの成分）

吸入気酸素濃度：F$_I$$_{O_2}$

　F：1次記号（検査項目の種類としての濃度）

　I：2次記号（1次記号の状態が気相としての吸入気）

　O$_2$：2次記号の後の元素記号（ガスの成分）

混合静脈血酸素含有量：C$\bar{v}$$_{O_2}$

　C：1次記号（検査項目の種類としての含有量）

　$\bar{v}$：2次記号（1次記号の状態が液相としての混合静脈）

　O$_2$：2次記号の後の元素記号（ガスの成分）

表3　呼吸機能検査測定に関係する気体（ガス）の状態

略語	測定条件	温度	圧力	水蒸気圧	測定項目例
BTPS	体内（肺内）	体温（37℃）	大気圧	体温での水蒸気圧（47Torr）	診療用検査結果で反映される条件（ATPS から BTPS に変換）
ATPS	検査室	室温	環境（室温）の気圧	環境（室温）の水蒸気圧	環境下での測定の実測値
STPD	標準	標準温度（0℃）	1気圧（760Torr）	乾燥状態（0Torr）	主に研究用検査結果で反映される条件

各々の測定条件を明記する場合には VATPS，VBTPS のように small capital（文字サイズを小さく）で表記します．

分時間気量：$\dot{V}_E$

　$\dot{V}$：1次記号（検査項目の種類としての気流量）

　E：2次記号（1次記号の状態が気相としての呼気）

c）呼吸機能検査測定に関係する気体（ガス）の状態（表3）

　呼吸機能検査室の環境や機械は，常に一定の温度や湿度で測定される必要があります．低い気温や乾燥によって，患者に気道収縮や気道刺激作用が誘発されてしまうこともあります．

　したがって呼吸機能は，ATPS（ambient temperature and pressure, saturated with water vapor）の条件，すなわち，検査室の室温，気圧，気圧で水蒸気飽和した状態で行われます．被検者の体内状態であるBTPS（body temperature and pressure, saturated with water vapor），すなわち体温（37℃），測定時の大気圧，体温での水蒸気圧条件で計測された結果とするには，ATPSをBTPSに換算する必要があります．現在の呼吸機能検査機器では，測定時にコンピューターによって自動的に換算されます．すなわち呼吸機能検査の実測値はATPSで算出され，結果のレポートはBTPSに変換されています．

　STPD（standard temperature and pressure, dry，標準状態）は別途，ガス量（$\dot{V}_{O_2}$：酸素摂取量，$\dot{V}_{CO_2}$：炭酸ガス排出量など）の測定結果の表示に用いられています．

3. 呼吸機能検査の全体図（図1）

　日常診療で実施する機会の多いスパイロメトリーの結果から開始する，各種疾患へのアプローチを示しています．

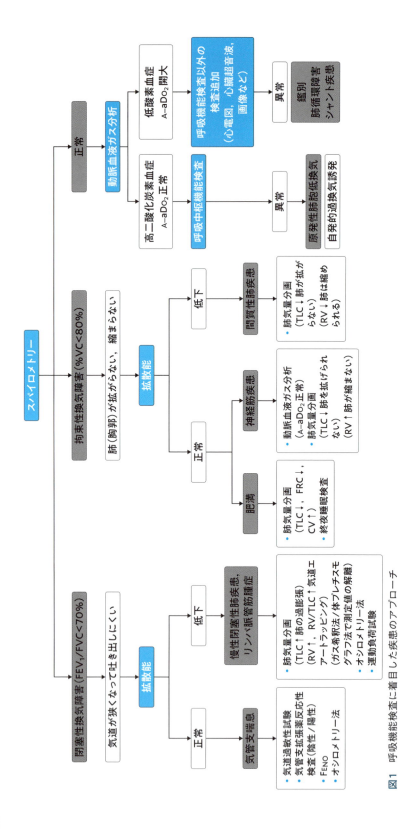

図1 呼吸機能検査に着目した疾患のアプローチ

* 文献

1) Hutchinson J. On the capacity of the lungs, and on the respiratory functions, with a view of establishing a precise and easy method of detecting disease by the spirometer. *Med Chir Trans* 1846; **29**: 137-252.

* Column *

SpO_2 の正しい表記

　呼吸機能検査で用いられる記号は，しばしばその表記にゆれが見受けられます．代表的なものとしてはSpO_2が挙げられるでしょう．本書0章で説明したように，「1次記号Sは大文字，2次記号pは小文字，分子記号O_2はsmall capitalかつ文字位置下げ」が正式な表記です．ですが，SpO_2のように酸素O_2が大文字のものや，SpO_2のようにO_2はsmall capitalになっていても文字位置が変わっていない場合があります．

　この背景には，当時の執筆・出版事情が関係しているようです．本コラムでは記号表記に関する変遷と現在の状況を取り上げてみたいと思います．

1. Pappenheimer（1950）の記載方式

　呼吸生理の記号について，国際的な統一が図られたのは1950年のことでした．John Richard Pappenheimer（1915–2007）が大会長を務めた米国生理学会（1950年4月19日，アトランティックシティ）において，呼吸生理に関する教育・研究出版物で利用される記号の体系化について議論が行われました．このときの結論は*Federation Proceedings*誌[1]にまとめられています．

　0章本文の内容と重複しますが，要点を以下に記載してみます．

表1　呼吸生理記号の記載ルール

1次記号	Ⅰ．一般変数（容積，圧力，拡散係数など）	大文字（V，P，Dなど）	
2次記号	Ⅱ．気相（吸気，呼気，肺胞など）	small capital[※1]（I，E，Aなど）	
	Ⅲ．液相（動脈，静脈，毛細管など）	小文字（a，v，cなど）	
Ⅳ．特殊記号		$\bar{X}$（文字上にダーシ）	平均を表す
		$\dot{X}$（文字上にドット）[※2]	時間での微分を示す
		STPDなど	気体の状態（Small capitalを用いる）
Ⅴ．分子式（O_2，CO_2，NOなど）		small capital ただし，2次記号がすでにある場合は文字位置も下げる[※3]	

[※1]「文字サイズの小さな大文字」の意．ただし，欧文では単に文字サイズを小さくしただけでなく，横幅を広げたものを指すこともあります．西暦（460BC）や光学異性体のDL表記法（β-D-グルカン）などでも用いられています．

　呼吸機能の記号の場合は，単に文字サイズを小さくしているだけのことが多いように見受けられます（推測ですが，横幅の広いsmall capitalを使うと間延びして見えるからかもしれません．事実，Pappenheimerの論文に記載の記号は横にかなり広がっている印象です）．

[※2]$\dot{X}$（文字上にドット）は微分を表します．みなさんに馴染みのあるのはf'（ラグランジュの記法）や$\frac{dx}{dy}$（ライプニッツの記法）と思いますが，ドットはニュートンが用いていた記法で，現在でも力学の分野などで使用されています．ドットが2つ付くと2回微分となり，加速度を示すことになります．

[※3]原文ではsubscript（下付き）と書いてありますが，現在のワープロソフトで下付きといった場合は文字サイズの縮小も含まれているため，この機能をそのまま用いてしまうと文字サイズが小さくなりすぎてしまいます．「small capitalにしたうえで文字位置を下げる」と捉えたほうが原意に沿っていると考えられます．

具体的な例を挙げると，次のように記載されることとなります．

　　　肺胞内にある気体の圧力を示したい場合：P_A

　　　動脈血にある気体の圧力を示したい場合：P_a

　　　炭酸ガスの圧力を示したい場合：P_{CO_2}

　　　肺胞内にある炭酸ガスの圧力を示したい場合：：$P_{A_{CO_2}}$

　慣れないうちは難解に感じるかもしれませんが，1次記号→2次記号→分子式，の順に文字を小さくし，それでも足りない場合は文字位置を下げることで，すべての記号を明瞭に区別できるようにしていると考えると，その記号の意義深さがわかってくるかと思います．これにより，毛細血管酸素分圧（$P_{C_{O_2}}$）と単なる二酸化炭素分圧（P_{CO_2}）など，そのまま$PCO2$と書いてしまうと混同のおそれがある記号も明瞭に分けることができるようになりました．

2. ACCP−ATS Joint Committee（1975）の提案

　Pappenheimer の記載法は（small capital の表記が多少変わったくらいで）現在でも通用するものですが，1975年の米国胸部疾患学会議（ACCP）と米国胸部疾患学会（ATS）の合同会議でわずかな変更が提案されました．「（それをすることによって紛らわしい表記にならなければ）文字の上付き・下付きをする必要はない」という提案で，「タイピストや写植工の負担を軽減するため」であったとされています[2]．つまり，執筆者がタイプライターを用いている場合には上付き・下付きを行うためには紙の位置をずらしてタイプする必要がありました．また，印刷所においても（活版印刷を用いている場合には特にですが）文字の位置を調整して組版（文字や図版などをページに配置する工程のこと）をする必要があります．この作業は煩雑であり，タイプライターの機器や印刷所によっては対応できない可能性もあったため，国際的に出版を標準化することを目指したものといえるでしょう．これにより，$PaCO_2$やSpO_2のような表記が許容されることとなりました（なお，分子式の2は原文でもなぜか下付きとなっています……）．

　しかしながら，この提案は浸透しませんでした．ACCPやATSの会誌である *Chest* 誌や *Am J Respir Crit Care Med* 誌でさえ踏襲していません．この提案がされた1975年時点で，すでにタイプライターの技術は十分に発展しており，手元のキー操作のみで紙の位置をずらすことが可能になるなど，上付き・下付きの入力はさほど難しいものではありませんでした．1950年代にはすでに米国の大学では毎週長文のレポートの提出が求められ，しかもそれはタイプされている必要があったため，学生にとってタイピングは必須の技能となっていました．印刷所においても，印刷の大半は写真植字に取って代わっており，活版印刷ほどの手間はかかりませんでした．さらにもう少し時代が下ると，コンピュータが普及し始めます．後述するように，執筆者はワープロソフトを使って，文字サイズや文字位置の変更がわずかな手間で可能で，とても綺麗に書き上げることができるようになりました．印刷所では21世紀に入ってDTP（desktop publishing，卓上組版）が導入され，コンピュータの画面上で組版とその修正が行えるようになり，作業工程に革命が起こりました．このように，ACCP-ATSの提案がなされた時代は出版環境が大きく変わった

激動の時代であり，間もないうちに提案を受け入れなくてもよい状況になったのだと思われます．

　なお，すでに触れたように分子式では原子数を結局下付きで記載しなければならなかったことや，「small capital が使用できない場合は大文字を下付きにする」などの附帯条件があったことなどから，結局のところ執筆者や印刷所の負担もさほど軽減されなかったものと思われます．

3. 電子出版の時代になり，文字の表記はさらに変化する

　ただし，学術出版はさらに激流の中に身を置いています．現在は電子出版も盛んに行われており，2000年代後半からはオープンアクセスでの論文発表も増えてきました．すると，読者は文字を紙の上ではなく，パソコンのモニター上で見ることになります．パソコンと一口に言っても，閲覧している環境はさまざまです．ブラウザの種類が異なっていたり，そもそも利用している言語からして違うかもしれません．私たち日本人はかな入力で「a，℃，ℓ」とついつい入力してしまいがちですが，これらは全角文字のため文字化けの原因となります．出版者（執筆者も含む）は電子で出版されることも考慮し，これらの入力には注意を払わなければならなくなってきました（ジャーナルによっては文字が正しく入力されていないとリジェクトする場合もあるようです）．全角文字ではありませんが，リットルの記号も小文字の立体である l が正式ですが，それだと数字の1などと見間違えやすいために，大文字立体Lでの記載が国際的に試みられており，普及してきたように思います（日本でも2011年の教科書検定において大文字立体Lを使用するように意見が出され，置き換わっています）．

　このような出版事情を鑑みると，SpO_2のような表記は悩ましくなってきます．ジャーナルごとの対応を見てもまちまちで，公式ウェブサイトやPubMedなどのHTMLで記述される部分はSpO2のように表記し，別途PDFや印刷版ではSpO_2としている場合が多いように思われます．一方で，すべてSpO2とする例も増えてきました．国際出版倫理委員会（Committee on Publication Ethics：COPE）は地域によって学術出版物の閲覧ができないなどの格差が生まれないよう，電子出版されたものについてはPDF版も用意することを推奨しています．

　なお，とても細かな話をすると，PubMed等に書誌情報を収載する場合にはJATS（journal article tag suite）に基づいて記載することが推奨されています．もともと米国国立医学図書館（National Library of Medicine：NLM）が収録図書を電子目録に整理する際に開発したタグ付けルール（著者，論文名，誌名などに該当するタグを付ける規則）としてNLM DTD（document type definition）というものがあり，その後この電子目録はみなさんご存知のPubMedとして公開されるに至りました．そして，そこに収載されている書誌情報を文献整理ソフトに取り込んで活用するなど，大きな発展を見せます．しかしながら，NLM DTDは英語圏で生まれた技術であったため，日本語などの言語では適切に利用することができませんでした．そこで，日本化学会などが参加し，多言語化したものがJATSとなります．前提の話が長くなりましたが，現在公開されているJATS ver 1.1では論文タイトルや引用文献のところにsmall capitalのタグ<sc>が使用できないことになっています（下付き<sub>は可）．そのため，各出版社は呼吸生理の記号が論文タイトルに含まれるような場合，正しい表記をすることができず，別途表記を用意しなければならないという事情があるのです．

15

オープンアクセスに親しんでいる方は，SpO2やSpO$_2$のような表記のほうが馴染みがあるかもしれません．出版事情の変化の影響といえるでしょう．しかしながら，少なくとも現時点においては，この様式での記載方式が提唱されたことはありません．また，ATS，欧州呼吸器学会（ERS），日本呼吸器学会（JRS）のいずれもがPappenheimerの方式を採用しています．

現在の表記は流動的な状態にあることを知り，原稿を寄稿する雑誌や書籍の編集方針に従うのがよさそうです．

4. その他の表記のゆれ

上で述べた上付き・下付き，small capitalの表記のほかにも，呼吸生理の記号では表記のゆれがあるようです．それはF_{IO_2}/F_{iO_2}とF_{ENO}/F_{eNO}です．

本来のルールに従えば，吸気Iと呼気Eはsmall capitalで表記されるはずなのですが，小文字で記載されている文献が多くあります．他の記号との混同を避けるためではないかと想像されますが，理由ははっきりしません．慣習的に用いられているようです．

一例を挙げると，ATSの会誌*Am J Respir Crit Care Med*誌では，PubMedに掲載されるタイトルやabstractの部分（つまり，HTMLで記述されている部分）ではFiO2やFeNOのように書き，PDFではF_{IO_2}やF_{ENO}と正式表記するといった対応を取っていた時期もあるようです．HTML部分では閲覧環境によって見え方が異なってしまうおそれがあることから文字のサイズや位置の指定を省略したことに加え，その場合にFIO2やFENOでは何らかの略語と誤解される（あるいは，将来的にそのような略語が生まれて重複する）ことを懸念したのかもしれません．そのために中間にあるIとEを小文字に変えるということは，十分にありえる対応でしょう．出版社なりの試行錯誤があったと考えられます．

本書では，原則に従ってF_{IO_2}とF_{ENO}で表記統一することにしました．ただ，日本語の文献ではF_{IO_2}/F_{iO_2}が半々で，FeNOは小文字がほとんどのようです（NOの扱いについてはまちまち）．これもやはり掲載誌ごとの編集方針にお任せするのがよさそうです．

5. ワープロソフト（MS Word）での入力方法

最後にMS Wordを例に，F_{IO_2}を実際に入力する流れを説明したいと思います．ただし，執筆者がここまでこだわる必要はあまりありません．途中で少し触れたように，現在の組版はDTPで行われており，印刷所のオペレーターがこの作業をする際には，原稿の文章を一度テキストデータ（文字に関する指定が一切ない状態）にするためです．文字のサイズや位置に関する指定はオペレーターが新たに入れていきます．

そう聞くと，この下に書かれている内容はまったく無駄な作業に思われるかもしれません．しかし，そんなことはありません．原稿そのものは出版社や印刷所も必ず見ますので，正しい記載ルールに従って作成しておけば，その分だけオペレーターの作業ミスが少なくなります．

原稿作成時の必須の作業ではありませんが，ぜひ参考にしてみてください．

❶▶ FIO2 と入力
❷▶ IO2 の文字サイズを 20％ほど小さくする

例えば，原稿の通常の文字サイズが 10.5pt であれば，8pt くらいにすると見た目がよくなります．

変更したい IO2 をドラッグして範囲選択したうえで，上部にある「ホーム」タブ内，「フォント」の項目から文字サイズを変更します．

FIO2 のようになりました．

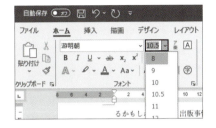

❸▶ O2 の文字位置を下げる

次に O2 を範囲選択したうえで，さらに先ほども開いた「フォント」の項目の右下にある矢印をクリックします．すると，フォントに関する詳細設定のウインドウが新しく開きます．

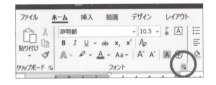

「詳細設定」タブに切り替えると，その中に「位置」の項目がありますので，「下げる」を選びます．すぐ右隣に「間隔」の項目がありますので，適当な数字を選びます．文字サイズに対して 20〜25％ほど（今回であれば，8pt の 25％で 2pt としました）にすると綺麗かと思います．

F$_{IO2}$ となりました．

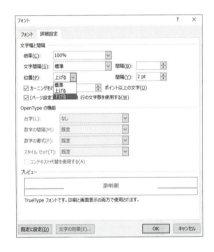

❹▶ 最後に 2 を下付き文字に

2 を範囲選択したうえで，やはり「フォント」の中にある下付き文字の設定をクリックすれば OK です（ショートカットで「Ctrl」と「＝」を押しても構いません）．

F$_{IO_2}$ が完成しました．

17

❷' ▶ small capital（横幅が広め）で入力したい場合

上では単に文字サイズを小さくすることで対応しました．これで現在の出版事情では十分ですが，どうしてもsmall capitalにこだわりたい場合には，次のようにすれば設定が可能です．

「フォント」の右下の矢印から別ウインドウを開きます．その中の「フォント」タブ内に「小型英大文字」の項目があるので，チェックを入れてください．この状態で【小文字で】ioと入力すると，small capitalで表示されます．

ただし，この設定はフォントによっては対応していない場合があります．

F$_{IO2}$となりました．

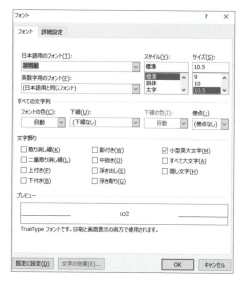

＊文献

1) Pappenheimer JR. Standardization of definitions and symbols in respiratory physiology. *Fed Proc* 1950; **9**: 602-5.
2) American College of Chest Physicians, American Thoracic Society. Pulmonary terms and symbols: a report of the ACCP-ATS joint committee on pulmonary nomenclature. *Chest* 1975; **67**: 583-93.

1章 スパイロメトリー：検査の流れ

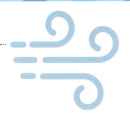

1. スパイロメトリーとは

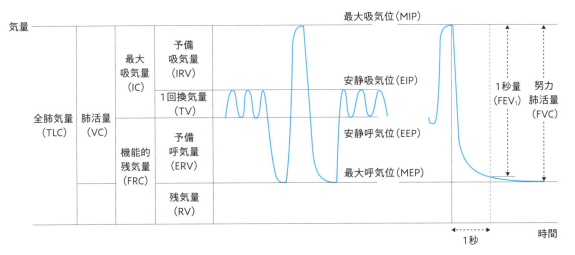

図1　肺気量分画

　スパイロメトリーは，呼吸機能検査の最も基本的な検査です．口を通して肺から出入りする気量の変化を縦軸に，時間を横軸に記録した曲線をスパイログラム（図1）といい，記録装置をスパイロメータといいます．肺活量（vital capacity：VC），努力肺活量（forced vital capacity：FVC），1秒量（forced expiratory volume in one second：FEV_1），1秒率（FEV_1/FVCおよびFEV_1/VC），最大努力換気量（maximal voluntary ventilation：MVV）などを計測あるいは算出して，換気の状態を把握することをスパイロメトリーといいます．

　呼吸機能検査の基本である肺気量分画は，呼吸の深さにより予備吸気量（inspiratory reserve volume：IRV），1回換気量（tidal volume：TV），予備呼気量（exspiratory reserve volume：ERV），残気量（residual volume：RV）という4つの1次分画（volume）という基本気量と，2つ以上の1次分画からなる2次分画（capacity）とで構成される肺気量に分類されます．2次分画には，全肺気量（total lung capacity：TLC），肺活量（vital capacity：VC），最大吸気量（inspiratory capacity：IC），機能的残気量（functional residual capacity：FRC）の4つがあります．また，それぞれの呼吸の深さ（位置）により，標準基準位があります．最大限に吸い込んだときの吸気の位置を最大吸気位（TLCレベル），安静呼吸をしているとき

の吸気の位置を安静吸気位，安静呼吸をしているときの呼気の位置を安静呼気位（FRCレベル），最大限に吐き出したときの呼気の位置を最大呼気位（RVレベル）といいます．スパイロメトリーでは最大呼気位以下のRVを測定できないため，TLCも算出できません．実際には，別の方法でFRCを測定し，その結果とスパイログラムの結果を組み合わせることでTLC = FRC + IC，RV = FRC − ERVとして算出し，肺気量分画を求めます（図1）．

2. 検査前の準備

1 設備環境（室温・気圧）

　呼吸機能検査は気体を評価する検査です．検査室の室温・湿度・気圧，また，測定機器の温度や気圧を毎日記録に取り，管理するのが望ましいです．測定機器の気圧は検査室や気象台の気圧を参考にしてもよいでしょう．

2 患者情報（検査目的，身体所見など）・既往歴・喫煙歴

a）検査目的

　肺疾患の治療後経過観察や，肺あるいは肺以外の手術に対する術前スクリーニング，神経筋疾患の呼吸状態の確認など，患者によって検査目的はさまざまです．検査の伝票（依頼コメント）には病名が記載されていることもありますが，患者によっては主治医からまだ病名を告げられていない場合もあります．検者は病名については積極的には口にせず，検査を行うべきでしょう．病名が記載されている伝票も患者の目に触れないよう，配慮が必要です．しかし，時に患者から「肺は悪くないはずなのにどうして肺活量を調べるのか」などと問われることがあります．例えば，肺以外の手術に対する術前スクリーニングの場合では，「全身麻酔をかける関係で検査を行います．麻酔中は呼吸が小さくなるため，あらかじめ肺活量を知っておくことが大事なのですよ」などと伝えると納得してもらえる場合が多いです．このように，患者の不安を和らげ，答えられる範囲で説明するのがいいでしょう．

b）身長・体重測定

　身長と体重で呼吸機能検査の評価が変わるため，正確に測定することが必要です．測定時は特に高齢者や神経筋疾患患者では転倒に注意しましょう．立つことはできても支えの必要な患者の場合は，支える技師1名と，計測した数値を読み取り記録する技師1名の2名で協力するといいでしょう．また，立位困難な患者の場合は，ベッド

Mini Memo
患者さんへの対応

検査前
- 病名は患者さんに知られないよう配慮．
- 患者さんからの質問には，不安を和らげ，納得してもらえるような説明を．
- 身長体重は正確に測定．
- 喫煙歴は1日の本数や年数も質問．
- 既往歴は疾患名の具体例を挙げると good．
- 患者さんは検査のイメージができてないことが多い．
- 言葉遣いや目線にも注意．

検査後
- 温かい労いの言葉をかける．
- 検査結果は医師から．

に寝た状態でメジャーを使って身長を計測する方法もあります．

c）喫煙歴

　検査を始める前に患者へ質問し，患者状態を把握しておくと検査がスムーズに行えるでしょう．その際に質問する内容としては，煙草を吸った経験はあるか．あれば，1日の喫煙本数と喫煙年数も質問します．また，現在は禁煙しているという場合には喫煙していた期間を質問することで禁煙してからの期間もわかります．また，現在も喫煙している場合，検査何時間前から禁煙できているかも重要です．質問した結果，例えば，ヘビースモーカーの患者であれば，「フローボリューム曲線は下に凸になりそうだな」，「呼出に時間がかかりそうだな」などと推測することができ，その後の検査のプランを立てることができます．また，一酸化炭素拡散能検査を施行する場合，検査前24時間禁煙できなかったときには，測定結果への影響が考えられるため，依頼医に測定結果が参考値になる旨を相談します．そして，結果が参考値であることを報告書に記載します．場合によっては予約変更をし，24時間禁煙状態で検査を施行します．

d）既往歴

　特に肺疾患，心疾患，高血圧の有無について質問します．肺の病気といってもピンとこない患者が多いため，「これまでに肺の病気はしたことがありますか？　例えば，肺炎，喘息，結核，肋膜炎，肺気腫，急性気管支炎などです」などと例を提示したほうがわかりやすいでしょう．心疾患についても，「これまでに心臓の病気をしたことがありますか？　心筋梗塞，狭心症，弁膜症などです」などと例を提示します．また，不整脈や高血圧についても聴取しておくとよいでしょう．それぞれに回答があれば，「それは何歳頃でしょうか？」と大体の年齢を聞き，記録しておくとよいでしょう．中には，大動脈瘤や急性大動脈解離の既往があり，「重い物を持ってはいけない」，「息んではいけない」などと医師から指示を受けている患者もいます．呼吸機能検査は負荷をかける検査ですから，検査の実施は可能かどうか，時には検査依頼を行った医師へ疑義照会することも大事でしょう．

3 患者への説明（不安の取り除き方，協力を得るためのコツ）と検査中の注意点

　患者は医師からの検査説明だけでは実際にどんな検査なのか，何をされるのかイメージが湧かないまま来室する場合が少なからずあります．専門用語で検査の説明をしても伝わらず，患者の不安が募り，協力を得られにくいこともよくあります．そのため，わかりやすい日常の言葉を用いた説明と，実際にスタッフがティッシュを吹いて行って見せる，図を見せるなど，検査についてイメージしてもらいやすくする工夫も大切です（図2）．

　また，接遇応対はしっかりしましょう．言葉遣いに気を配るだけでなく，患者へ説明する際は目を合わせるようにします．検者も椅子に座って検査を行う場合は，椅子の高さを患

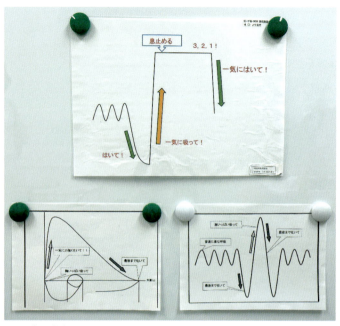

図2 掲示物例

者の目線と同じ高さになるよう調節します．すると，患者の理解が得られやすくなります．検査中も，呼出の仕方などアドバイスをする際には，ダメ出しばかりではなく，先によかった点を褒めながら説明すると患者のやる気を損なわずにスムーズに検査を実施することができます．当然，患者へ負荷がかかる検査ですから，常に患者の様子・顔色や唇の色などには気を配る必要があります．万が一患者が気分不快を訴えた場合や，急変時に初期対応が遅れないためにも，検者は検査機器の画面ばかりを見るのではなく，患者の様子も十分に確認しながら検査を進めましょう．

4 マウスピースの咥え方

マウスピースは後述のように患者の状態に合わせて選択します．検査室で何種類か準備しておくとよいでしょう．

a) マウスピースの種類と特徴

❶ 筒型マウスピース（紙マウスピース，フィルター一体型マウスピース）
　咥えやすいが，口角から息漏れがしやすい．ディスポーザブル（**図3〜5**）．

❷ シリコンマウスピース
　口角からの息漏れが起こりにくく，消毒滅菌にて再利用可能．強く噛むとマウスピースが潰れやすい（**図6**）．

b) マウスピースの咥え方

❶ 筒型マウスピースの場合
　口角（口の横）から息漏れがしやすいです．咥える際には十分に注意が必要です．声掛けの例としては，「口の横から漏れてしまうとやり直しになってしまうので，しっかりと口をすぼめて閉じてください」，「タコの口のようにすぼめてください」，「あいうの『う』の形で口をすぼめて咥えてください」などと説明すると理解してもらいやすいです．

❷ シリコンマウスピースの場合
　マウスピースのつばの部分は口唇と歯茎の間に，突起部分は歯で軽く噛んで咥えま

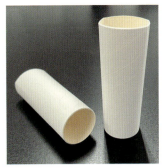
図3 紙マウスピース

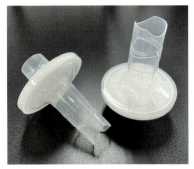
図4 フィルター一体型マウスピース

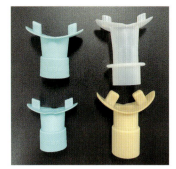
図6 シリコンマウスピースの種類

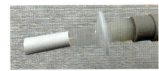
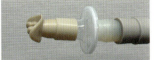
図5 マウスピース装着例

す.「いったんすべて口の中にいれて,びらびらしている部分は唇と歯茎の間に来るようにします.でっぱり部分は歯で軽く噛んでください」などと説明をします.あまり強く噛んでしまったり,つばの部分も噛んでしまうと,息漏れの原因となります.正しく咥えられているか確認したい場合は,患者に「口をイーとして,見せてください」と伝えてみましょう.

3. 検査中

1 被検者の体位

体位によって肺気量分画は変化するため,原則的には坐位または立位にて行います.ただ,立位では失神や転倒のリスクがあるため,坐位がより安全でよいでしょう.理想的な体位は,椅子に深く腰掛け,背もたれによりかからず背筋を伸ばす.足は組まずに床にしっかりとつける.つかない場合は背中に枕を入れるなどの工夫も必要です.肩の力は抜き,楽にしてもらいましょう.椅子は,検査中の転倒予防のため,背もたれやひじ掛けがあり,できればキャスターなしのものがよいでしょう(図7,8).キャスター付きの椅子の場合,起居動作中に椅子が勝手に移動して被検者が転倒しないように,背もたれに手をかけて椅子を固定するなどの配慮をしてあげるとよいでしょう.

2 特別な配慮が必要な患者(車椅子,難聴,外国人,酸素投与下など)

a) 車椅子での検査

車椅子のフットレストに足を乗せたまま検査すると,検査時に力が入りすぎて前のめりに

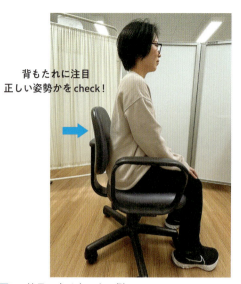

図7 椅子の座り方：よい例
　椅子に深く腰掛け，背筋は伸ばし，肩の力は抜く．また，足を床にしっかりとつける．

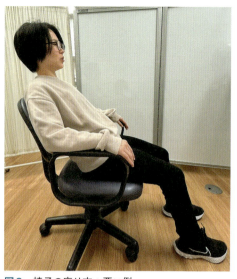

図8 椅子の座り方：悪い例
　背もたれに寄りかかりすぎている．これでは最大呼出や最大吸気はできない．

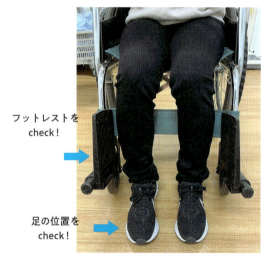

図9 車椅子の座り方：よい例
　フットレストを上げ，床にしっかりと足がついている．

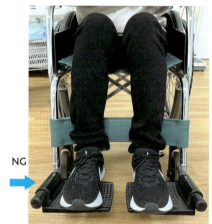

図10 車椅子の座り方：悪い例
　フットレストの上に足を乗せている．これでは車椅子ごと転倒の危険がある．

なり，転倒する恐れがあるため，フットレストから足を下ろし，床にしっかりとつけてもらいます．床に足がつかない場合は背中と背もたれの間に枕などを入れ，足が床につくよう工夫します（図9，10）．

b）ストレッチャー上での検査

　坐位あるいは立位での測定と比較して，仰臥位での肺活量測定は過小評価となります．また，日本呼吸器学会の予測式では検査は立位または坐位にて行うとされているため，仰臥位での検査は原則行いません．坐位または立位が保持できず，臥位測定しかできない患者において，依頼医から参考値での報告でもよいと言われた場合は検査を行うことがありま

すが，ストレッチャー上にて検査を施行したこと，また，ヘッドアップ何度にて検査を施行したのか，報告結果は参考値になることなどを報告書のコメント欄に記載します．

c）難聴患者の検査

難聴の患者では，どちらの耳が聞こえやすいのか，声の大きさはどれくらいなら聞こえるのか，検者が話す速さはどれくらいがいいのかを確認しましょう．時には筆談で検査を行うこともありますし，最近は音声を文字に起こすアプリを携帯端末にインストールして利用することも可能です．また，「私が肩を叩いたら吸ってください」，「次に叩いたら強く吐いてください」というように予め検査者と被検者との間で決めておいた合図を出しながら検査するのもよいでしょう．

d）外国人患者の検査

呼吸機能検査は指示に合わせて吸気や呼気を行ってもらわないと検査を行うことが難しいため，たいていは通訳が付き添いで来ることが多いと思います．通訳なしの場合は，翻訳アプリを使用することもよいでしょう．英語の場合は，あらかじめ紙にセリフを書いて準備しておくこともよいでしょう．筆者の経験上，結局は言葉は通じなくても，ジェスチャーによる説明で検査していることが多いです．

e）酸素吸入下での検査

F_{ENO}測定など一部の検査を除いて，大部分の呼吸機能検査ではノーズクリップをするので，検査中は治療を目的とした経鼻カニューレなどからの酸素投与はできず，安全に呼吸機能検査が行えない場合があります．ただし，一部の機器では設定によって測定機器内を還流するガスの酸素濃度を調節でき，この機器では経鼻カニューレなどでの酸素投与がない状態でもVCやFVCなどの検査をより安全に行うことができます．この「高濃度酸素投与」設定を使用して呼吸機能検査を行った場合は，報告書のコメント欄に酸素濃度を高濃度で施行した旨を記載します．

1回呼吸法による一酸化炭素拡散能の測定を行う場合は，検査開始前に少なくとも5分以上酸素吸入を停止し，著しい低酸素血症が進行せず安全に検査が行えると判断した場合には肺拡散能を測定します．この場合，酸素吸入停止何分後に測定したのかを報告書のコメント欄に記載します．

酸素療法が必要な患者において，呼吸機能検査を行うために酸素吸入を停止する場合は，必ず，パルスオキシメータを用いて血中酸素飽和度と脈拍を確認しながら検査を行うようにしてください．検査中にSpO_2が低下，あるいは脈拍数が増加する可能性がありますが，患者の原疾患および病状によってベースとなるSpO_2や脈拍数が異なるため，ガイドラインなどで定められたSpO_2値や脈拍数による検査中止基準はありません．呼吸機能検査開始前に必ず医師に相談してSpO_2下限値を決定しておき，それよりも下がるようなら，検査を継続するか中止するかの判断を含めて医師に相談します．検査中に患者から動悸や胸が苦しいな

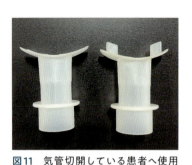

図11 気管切開している患者へ使用するマウスピース例
気管口に当てやすくするため，つばを切ったマウスピース（左）と未加工のマウスピース（右）．

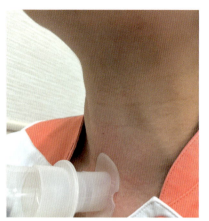

図12 気管切開している患者へのマウスピースの当て方

どの訴えがあった場合も患者状態を観察し，医師に検査を続けるか相談し，決定します．

f）気管切開している患者の検査

気管カニューレの種類により呼吸様式は3つに分かれます．

・口元と気管孔の両方から呼吸している．
・気管孔から吸気で口元から呼気．
・気管孔のみで呼吸している．

気管孔のみで呼吸している場合は，マウスピースと気管孔に隙間ができないようエアシールマスクを使用したり，マウスピースのつばを切るなど工夫し，しっかりと固定する必要があります（図11，12）．場合によっては複数の技師で検査に臨むのがよいでしょう．

g）小児の検査

小児の場合でも基本的に成人と同じように検査を施行します．「患者への説明（不安の取り除き方，協力を得るためのコツ）」の項目でも述べたようにティッシュを吹いて見せたり，図やアニメーションを活用するなどし，より検査のイメージがわかりやすいように説明するとよいでしょう．

鼻が低すぎてノーズクリップが装着できない場合は，検者が手で患者の鼻をつまんで検査を施行します．最大呼出時には軟口蓋が上に閉じて鼻からの空気の漏れはほとんどなくなるため，鼻をつままずに最大呼出してもらうのもよいでしょう．

一人では不安な幼児の場合は，保護者に付き添ってもらいながら，一緒に検査を施行するのもよいでしょう．

3 妥当性の確認，採択基準（詳細は各検査に譲る）

呼吸機能検査は患者の努力に依存するため，1回のみの測定で終了にするのではなく，妥当性と再現性の確認を行い，最良の結果を採択します．採択基準は各検査の章を参考にしてください．

4 上手くできない患者の例と対応方法

a) 口呼吸ができないとき
鼻をノーズクリップで閉じられたことで呼吸ができない場合は，マウスピースを咥える前に，ノーズクリップだけを装着して口のみで呼吸することに慣れてもらいます．

b) マウスピースを咥えるとえずいてしまうとき
患者さんに合わせて咥えやすいマウスピースに交換してあげましょう．例えば，径が丸いマウスピースではなく，径が楕円の筒型ペーパーマウスピースに替えてみるなど，まずはマウスピースを咥えることに慣れてもらいます．

c) 検査中に口が開いてしまうとき
検査中に口が開かないように口元を押さえる旨を伝えても改善できない場合には，技師が手で直接押さえてあげます．また，径が丸い筒型マウスピースが咥えにくい場合は，つば付きのシリコンマウスピースに交換してあげるのもよいでしょう．どうしても口が開いてしまう場合は，エアシールマスクを鼻と口がしっかり入るよう装着して検査します（図13）．エアシールマスクを使用した場合は，死腔がマウスピースよりも増えるため，どの測定に使用したかを報告書に記載してください．

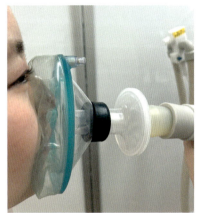

図13　エアシールマスク使用例

d) 舌が動いてしまい，うまく呼出ができないとき（特にFVC測定時）
筒型マウスピースであれば，舌をマウスピースで押さえるため，舌の上にマウスピースが乗るように咥えてもらいます．

e) 口が乾燥しやすいとき
検査中に水分を摂る場合，量が多いと横隔膜の位置が変わってしまったり，その後，検査中に吐き気を催すことが考えられるため，たくさんの水分を摂らせることは避けます．どうしても希望された場合は，少量の水分を摂らせたり，うがいをしてもらうとよいでしょう．

f) 強く呼出ができないとき
努力呼出が難しい場合，より強く吹けるように「吹き矢を吹くように強く吹いてみましょう」，「遠くのろうそくの火を吹き消すように強く吹いてみましょう」などとイメージしやすい言葉でわかりやすくアドバイスをするのも効果的です．また，マウスピースを咥える前に，ティッシュや紙に向かって吹かせてみて，練

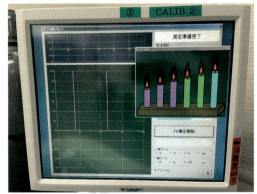

図14　FUDAC77（フクダ電子，東京）のアニメーション画面

実際に呼出をすると，強く吹けば強く吹いた分のろうそくの火が消える．

患者には，「今何本消えましたね．次はもっとたくさん消えるように吹いてみましょう！」などと声をかけると効果的．小児の検査にも活用するとよいでしょう．

習してもらうのもよいでしょう．各医療施設で使用される測定機器に呼出の強さの目標となるアニメーションが付属している場合は，そのアニメーションを活用するのもよいでしょう（図14）．

4. 検査後

1 患者への声掛け

苦しい検査を長時間頑張った患者には，「頑張りましたね．お疲れ様でした」，「何度も頑張っていただいて，ありがとうございました．いい検査になりましたよ」などと苦しくて大変だったけど，頑張ってよかったと思われるような温かい言葉をかけてあげましょう．

2 結果の評価

検査技師は患者に検査結果を伝えることはしてはいけません．時に患者から，「結果はどうですか？」などと質問を受けることがありますが，「検査の結果は，他の検査の結果とあわせて医師から詳しく聞くようにしてくださいね」などとやんわりと断ります．

3 メンテナンス，感染対策（詳細は各検査の章に譲る）

全国すべての医療機関で適切に検査を実施するためにガイドラインが作成されています．以下，『呼吸機能検査ハンドブック』（日本呼吸器学会発行）より一部を抜粋して紹介します．

a）機器の精度管理とメンテナンス

❶ 日常点検

装置を安定させるため，電源投入後10分以上（ガス分析計を有している場合は30分以上）ウォームアップ時間を取ります．また真空ポンプも電源投入直後は真空状態が安定しないため，10分以上のウォームアップが必要です．その後，環境条件（気温・気圧）を正確に入力します．

気流型の装置では，気流の較正は直接できないため，較正シリンジを用いて気量の較正と精度確認を毎日行い，気量型の装置では気量の精度確認を毎日行います．

装置の全体的な動作確認をするため，定期的に既知の非喫煙健常者のVC・FVC測定を行います．VC・FVC・FEV_1の変動が100 mL以内であり，F-V曲線に変化がないことを確認します．週に1回は実施することが望ましいです．

毎日の較正や精度確認の結果は，機器精度の確認がで

Mini Memo
気量型と気流型

スパイロメータには，気量型と気流型という2つの測定原理があります．
- 気量型：直接容積を測定する方式で，大型の装置に多く使用されています．
- 気流型：気流速度を測定して積分し，容積を算出する方式で，小型の装置に多く使用されています．

きるとともに，点検や保守の際の参考になることに加え，トラブル発生時の原因解明にもなるため，管理表を作成して記録を残しておきましょう．

❷ 定期点検

気量の直線性（気量型においてはベルの測定位置による直線性，気流型においては気流量による直線性），装置の漏れ，較正シリンジの正確度および漏れ，時間の精度，コンピュータソフトウェアなどについて，メーカーによる総合的な点検を半年あるいは1年ごとに実施することが望ましいです．

b）感染対策

検査機器が感染源になることはほとんどありませんが，検査機器が媒介となって次の患者に感染する危険性があることを念頭に入れ，適切な清掃と消毒を行います．

❶ 標準予防策（スタンダードプリコーション）を遵守します

手が触れる環境表面は日常的な清拭を行い，塵や汚れを取り除いておきます．血液や体液で汚染された場合にはただちに手袋を装着し，ペーパータオルで拭き取り，消毒用エタノール（ウイルスの場合には0.1％次亜塩素酸ナトリウム）を用いて消毒します．

❷ 検者は患者ごとに手指消毒を行いましょう

目に見える汚染がある場合には，石鹸と流水による手洗いを行います．目に見える汚染がなければ速乾性手指消毒薬を使用してもよいでしょう．手荒れのひどい検者は非滅菌のものでもよいので，手袋を装着しましょう．

❸ マウスピースは必ず患者ごとに交換しましょう

シリコンマウスピースにおいては使用後に滅菌処理が必要です（図15）．マウスピースを測定機器に装着する際は，患者が口に咥える部分には触らないよう注意して持ちます．また，飛沫や微生物を捕捉するためディスポーザブルマウスフィルターを使用します．ノーズクリップは，鼻翼に触れるスポンジ部分をティッシュペーパーなどでカバーして使用し，カバーは患者ごとに交換しましょう（図16）．

装置の口元に近い部分（マウスピースを装着する部分）は患者ごとに消毒用エタノー

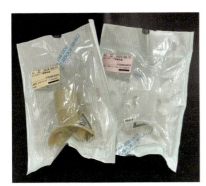

図15 滅菌後のマウスピース

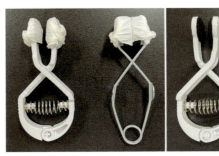

図16 ノーズクリップ（カバーありとカバーなし）

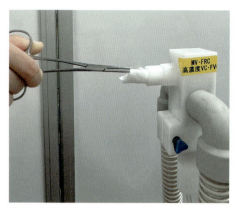

図17 清拭の仕方例

ルで一方向に清拭します（**図17**）．

閉鎖型では検査終了後，ベルを5回以上フラッシュ（乾燥）しましょう．

COVID-19や肺結核が疑われている患者の検査は行いません

また，飛沫予防策を必要とする病原体（マイコプラズマ，インフルエンザ，風疹など）に感染している患者は呼吸機能検査を控えます．やむを得ず呼吸機能検査を行う場合は，その患者の検査の順番をその日の最後とし，検者はサージカルマスクを装着し検査に当たります．感染患者の検査後は装置の清掃と消毒を行い，また，検査後は検査室の扉を数分間開けておくなど換気を心がけるとよいでしょう．ただし，患者情報や検査室での私語が外へ漏れないよう注意が必要です．

2章 肺気量分画

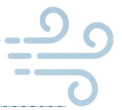

1. 肺気量分画とは

1 肺気量分画とは

　肺気量分画は，呼吸機能検査を行ううえで基本的な内容であり，必ず理解しておく必要があります．

　肺気量分画（図1）は，予備吸気量（inspiratory reserve volume：IRV），1回換気量（tidal volume：TV），予備呼気量（expiratory reserve volume：ERV），残気量（residual volume：RV）の4つの基本分画〔1次分画（volume）〕と，2つ以上の基本分画から成る2次分画（capacity）とが組み合わさって構成されています．2次分画には，全肺気量（total lung capacity：TLC），肺活量（vital capacity：VC），最大吸気量（inspiratory capacity：IC），機能的残気量（functional residual capacity：FRC）の4つがあります．

　肺気量分画と関連して，4つの肺気量位（最大吸気位，最大呼気位，安静吸気位，安静呼気位）があります．最大限に吸い込んだ状態を最大吸気位（TLCレベル），安静に呼吸をしているときの吸気の位置を安静吸気位，呼気の位置を安静呼気位または基準位といいます．安静呼気位で，肺に残っているガスが機能的残気量（FRC）になりますので，安静呼気位（基準位）をFRCレベルとも言います．さらに，最大限に吐き出した状態が最大呼気位（RVレベル）になります．

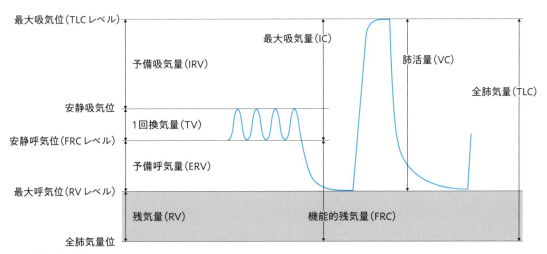

図1　肺気量分画

2 各分画について

a) 予備吸気量（IRV）

予備吸気量は，安静吸気位からさらに息を吸い込み，最大限に吸い込めるガスの量を表します．

b) 1回換気量（TV）

1回換気量は，安静呼吸の際に吸入または呼出されるガスの量を表します．

c) 予備呼気量（ERV）

予備呼気量は，安静呼気位（基準位）からさらに息を吐き出したときに，最大限吐き出せるガスの量を表します．

d) 残気量（RV）

残気量は，最大限まで息を出しきったときに肺内に残っているガスの量です．最大限まで息を呼出しても，胸郭に囲まれた肺はぺちゃんこにはならず必ずいくらかのガスが肺の中に残ります．この出し切れなかったガスの量のことです．残気量は，スパイロメータで直接測定することができません．機能的残気量（FRC）を測定し，予備呼気量（ERV）を引くことで残気量を算出する必要があります．

e) 全肺気量（TLC）

全肺気量は，最大限に息を吸い込んだときの肺全体の容量になります．肺活量（VC）＋残気量（RV）で算出されます．残気量と同様にスパイロメータでは測定できません．

f) 肺活量（VC）

肺活量は，肺に空気を最大限に吸い込んだ後，限界まで吐き出した空気の量です．自分の力で肺を最大限に動かし，吸気と呼気を行ったときの量になります．

19世紀半ばにHutchinsonが「生命の容量（vital capacity）」と命名し，日本でも1940年頃から肺活量とよばれるようになりました．

g) 最大吸気量（IC）

最大吸気量は，予備吸気量（IRV）＋1回換気量（TV）で表されます．安静呼吸の呼気後から，呼吸レベルでいえば安静呼気位（基準位）から，最大限にガスを吸ったときに吸える量になります．

h) 機能的残気量（FRC）

機能的残気量とは，安静呼気位（基準位）で肺の中に残っているガスの量を表します．機能的残気量は残気量（RV）＋予備呼気量（ERV）で表されます．したがって，スパイロメータで直接測定することはできません．測定する方法としては，ガス希釈法，あるいは体プレチスモグラフ法があります．

なお，残気量（RV）はこの機能的残気量（FRC）から予備呼気量（ERV）を引き算することによって求めることができます．

3 各分画の容量

成人男性の各肺気量の目安を**表1**に示します．女性は，成人男性の80％程度が目安と考えます．肺気量を決定する因子には，年齢・性別・身長・体型・筋量などが関係するため一概に表に示した容量が当てはまるわけではありません．あくまで代表的な値となります．

表1　各分画の目安（成人男性）

分画	容量（mL）	
IRV	2,000	
TV	500	
ERV	1,000	
RV	1,000	FRC − ERV
TLC	4,500	VC + RV IRV + TV + ERV + RV
VC	3,500	IC + ERV IRV + TV + ERV
IC	2,500	IRV + TV
FRC	2,000	ERV + RV

4 各肺気量を規定する因子

各肺気量の規定因子は，肺の弾性収縮力と胸郭の弾性収縮力および拡張力です．これらの和が呼吸器全体の弾性圧であり，これがマイナスに傾けば肺は拡張しようとし，逆にプラスに傾けば呼吸器は収縮しようとします．呼吸器全体の弾性圧が0になり，バランスの取れている状態が見かけ上，呼吸筋が弛緩した状態となります．この位置が安静呼気位（基準位）であり，このときの肺気量がFRCになります（**図2**）．

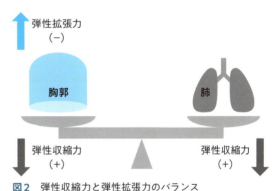

図2　弾性収縮力と弾性拡張力のバランス
拡張と収縮する力のバランスがとれている状態（FRCレベル）

a) TLCを決定する因子

TLCは，肺と胸郭の弾性収縮力の和に対して，吸気筋が最大の筋力によって外向きに引っ張る力と拮抗して決定されます．最大吸気位では，肺の弾性収縮力が胸郭の弾性収縮力よりも大きな力を持っています．

肺線維症のように肺の弾性収縮力が増加する疾患ではTLCが減少する程度は大きく，逆に慢性閉塞性肺疾患（chronic obstructive pulmonary disease：COPD）のように弾性収縮力が減少する疾患ではTLCは増加します．

さらに，TLCの減少は肺以外の要因でもみられます．神経筋疾患による呼吸筋力の低下や横隔神経麻痺，胸郭の動きが制限される側弯症や胸郭瘢痕などでもTLCは減少します．乳癌の術後でも減少がみられることがありますが，手術により胸郭の動きが制約を受けるからだと考えられます．

b) FRCを決定する因子

FRCは，胸郭と肺の動きから肺気量全体の中立の位置になります．胸郭は完全に弛緩した状態になっていますが，肺自体は内側に向かう弾性収縮力を持ち，胸郭は外側に向かう

収縮力を持っています．FRCは肺弾性収縮力と胸郭拡張力で決定されます．

FRCの減少は，胸郭や肺の弾性収縮力が増加することで起こります．胸郭の弾性収縮力が増加する疾患には後側弯症，胸郭の瘢痕などがあり，肺の弾性収縮力が増加する疾患には肺線維症や胸膜肥厚などがあります．

FRCの増加は，肺の弾性収縮力の低下で起こります．疾患としては，COPDが挙げられます．また，気管支喘息やCOPDなどで気道抵抗が増加した場合に，空気のとらえこみ現象（air trapping）が起こりFRCが増加することもあります．

c）RVを決定する因子

RVは，胸郭拡張力に対して呼気筋が最大の力を発揮して釣り合った状態（最大呼気位）における肺気量です．

RVの減少は，肺弾性収縮力が増加した肺線維症で起こります．また肥満では，横隔膜の挙上が起こりRVの減少がみられます．

一方，RVの増加は，神経筋疾患で起こる呼気筋力の低下と進行したCOPDでみられます．COPDでは末梢の気道抵抗が増すため呼気の早期に気道の閉塞が起こり，また肺弾性収縮力も低下するため，RVが増加します．

5 疾患における肺気量分画

肺気量分画は，TLC，FRC，RV，残気率（RV/TLC），VCなどさまざまな指標を総合的に評価することが，病態を把握するうえで重要です．各疾患における，肺気量分画の変化を図3に示します．

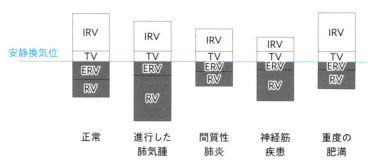

図3　各疾患と肺気量分画

進行した肺気腫では，末梢気道の閉塞によるair trappingが起こります．特に肺気腫では気腫化によって肺の弾性収縮力が失われ，FRCが増加します．通常RVの増加は，TLCの増加を上回るので，残気率（RV/TLC）の増加が起こります．

間質性肺炎では，肺の弾性収縮力が増加するため，FRCが減少し，TLC，RVも同じように減少します．

神経筋疾患では，肺実質や胸郭に異常はみられませんが，呼吸筋力の低下が伴うことで呼出量が減少します．

　重度の肥満では，呼吸器自体に問題がないため，RVの変化はありませんが，横隔膜の挙上によってERVが減少するため，FRCは減少します．

6 肺気量分画の加齢による変化

　加齢により胸郭は硬くなり，可動性が低下します．そのため，安静呼気位（基準位）が吸気の方向へ移動しRV・FRCの増加が起きます．それに伴い，少しずつ吸気の減少も起こるため，VCが減少してきます．

　20歳を境に，VCは10年で150〜300mL程度減少します（**表2**）．1年あたり15〜30mL減少することになります．日内変動や疲労，栄養状態の悪化で200〜500mLの変化が生じることは珍しくないので，1年の変化はそれほど大きくないといえます．

表2　20〜60歳での10年ごとの変化

VC	150〜300mL 低下
RV	200mL 増加
ERVおよびTLC	100mL 減少
RV/TLC	3〜4% 増加

2. 検査方法

1 肺活量測定

a）検査開始準備，精度管理

　検査開始前の準備には，測定装置の準備と被検者（患者）の準備があります．

　測定装置の準備には精度管理も含まれ，日常検査を開始する前には必ず実施しなければなりません．

❶ 測定装置準備

　測定装置は，安定させるため電源投入後10分以上（ガス分析計を有している場合は30分以上）ウォームアップ時間を取ります．詳細は，使用装置の取扱説明書を参照してください．

❷ 精度管理

　使用している装置の種類（気流型か気量型か）によって方法が異なります．気流型の装置では気量の較正と精度確認を，気量型の装置では気量の精度確認を検査業務開始前に毎日行います．

　気量の較正と精度確認には較正用シリンジを使用します．シリンジは，温度と湿度を室内気と同じ条件になるよう保管，使用する必要があるため，抱きかかえたり，発熱している装置の近くに置かないよう注意してください．シリンジの温度が高くなると中の空気が膨張するため，室内気の条件と値が変わってしまいます．また，シリンジの引き終わり，押し終わりの強さにも注意が必要です．強く当てると誤差を生じるた

め，音を立てないよう静かに行います．

　毎日の較正シリンジを使用した精度管理の他に，同一健常者（非喫煙者）による精度管理を週に1回は実施することが推奨されています．

〈気流型装置の精度管理〉

　気流型の装置では，較正用シリンジを使用して気量の較正を行います．較正方法の詳細は使用する装置の取扱説明書を参照してください．

　気量の較正後には必ず気量の精度確認を行います．気流型装置の場合，呼気と吸気の温度あるいは湿度の違いによる影響をなくすために，呼気（肺胞気：BTPS）と吸気（室内気：ATPS）で条件補正されています．気量の精度確認をする際は，呼気量と吸気量の両方を測定し，それぞれの期待値の±3％以内となることを確認してください．また，気量は気流量の影響を受けるため，高気流，中気流，低気流の2〜3種類の気流量で測定することが推奨されています．0.5〜12L/秒の範囲で少なくとも3回変化させながら行い，期待値の±3％以内となることを確認します．期待値より外れた場合は再度較正から行います．

〈気量型装置の精度管理〉

　気量型装置の場合，較正は不要のため，較正用シリンジを使用して気量の精度確認を行います．最近の装置には精度管理プログラムが搭載されていることが多く，その場合はプログラムの手順通りに実施します．精度管理プログラムを有していない装置では，温度37℃，気圧760mmHgを入力し，BTPSファクターを1.00の状態で実施します．期待値の±3％以内（3Lの較正用シリンジであれば2.91〜3.09L）となることを確認します．

❸ 物品

　ディスポーザブルフィルター，マウスピース，ノーズクリップを準備します．マウスピースは円筒形の紙製マウスピース，つば付きのシリコン製マウスピース，フィルターを直接咥えるタイプなどありますが，マウスピースからの空気漏れがないよう，被検者（患者）に合ったものを選択します．特に，口先をうまくすぼめられない高齢者や顔面神経麻痺のある被検者（患者）には，つば付きのシリコンマウスピースを使用すると空気が漏れににくく口元が安定します．

❹ 被検者（患者）情報の確認

　検査の依頼内容と依頼目的を事前に確認します．また，被検者（患者）が検査の禁忌状態でないこと，過去の検査履歴があれば前回値も確認して参考にします．

　感染症の有無についても事前に必ず確認してください．結核やCOVID-19が疑われる被検者（患者）の検査は行いません．

❺ **本人確認・計測・問診**

　　本人確認を行い，呼吸器症状の有無や喫煙歴，既往歴などを聞き取ります．同時に被検者(患者)の理解力や難聴の有無など，検査前によく観察します．身長は，予測値に影響が出るため，直近の数値を使用してください．酸素投与中の被検者(患者)にはパルスオキシメータを装着し，SpO_2を確認しながら検査を行います．

❻ **被検者(患者)準備**

　　安全面を考慮して原則的には坐位で検査を施行します．被検者(患者)の状態によっては立位や臥位で検査する場合もありますが，体位によって肺気量分画は変化するため，検査時の体位は報告書にも記録しておきます．

　　身体を締め付けるような衣服は緩めてもらい，コルセットなどは外します．肺活量測定において姿勢はとても重要です．椅子に深く腰掛け背筋を伸ばし，肩の力を抜くよう指示します．被検者(患者)の身長に合わせて椅子の高さを調整することも大切です．足は組まずに，座った際にしっかり床につくようにします．高齢者など背筋を伸ばした状態での維持が難しい場合には，背もたれと背中の間にバスタオルなどを入れると身体を起こす支えになります．

　　被検者(患者)には検査の目的をわかりやすく説明していきます．

b) 検査方法(図4)

　肺活量(VC)測定は，安静呼吸からゆっくりとした呼吸で最大呼気，最大吸気，最大呼気を行います．FVCと区別するためにslow VC (SVC)ともよばれるように，「ゆっくりとした呼吸」というのがポイントです．

　VC測定は以下の手順で行います．

❶ 被検者(患者)に検査の手順を簡単に説明します．

　　【説明の例】「今から行う検査は，どれだけたくさんの息を吸ったり吐いたりできるかを調べる検査です．鼻を閉じて口にマウスピースを咥えていただき，すべて口呼吸で検

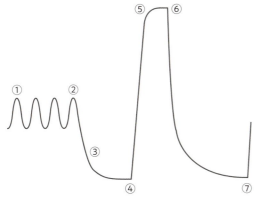

図4　肺活量測定の声かけ例

査します．まずは普通の呼吸です．その後『吐いて』と合図をかけますので，吐けなくなるまで息を吐き続けてください．吐ききったら次は『吸って』の合図で最大まで息を吸い上げます．吸いきったら再度『吐いて』の合図をかけますので，もう一度息を吐ききってください」

❷ 被検者（患者）にマウスピースを咥えてもらいノーズクリップを装着します．
　紙製マウスピースは歯で軽く抑える程度で強く噛まないようにし，口先をすぼめるようにして咥えるよう指示します．口元や鼻から息が漏れていないか確認してください．

❸ 姿勢に注意しながら安静呼吸を3回以上行ってもらい，安静呼気位（FRCレベル）を確認します．
　安定した安静呼吸は肺気量分画を正しく測定するうえでたいへん重要です．被検者（患者）が口呼吸に慣れていないと深呼吸になったり呼吸がうわずったりしますが，その場合でも機器が安静呼吸と捉えてしまう場合があります．機器の自動判定を当てにせず，検査者がモニター画面を見て安静呼吸が取れていることを確認してから測定をスタートさせましょう．

❹ 安静呼気位（基準位）を確認後，安静呼吸と同じスピードで最大呼気位まで呼出させます．
　モニター上で最大呼出のプラトー（モニター上での曲線の平坦部分）を確認してください．
　【声かけの例】「次の吐く息で息を全部吐き出します」「まだ息が出ているからやめないで」「苦しいけれどもう一息出して」「絞り出すように吐ききって」
　若年者は特に，呼出速度がゆっくりすぎると息を吐き出しきれません．一方，閉塞性換気障害の場合は呼出速度が速すぎると気道の閉塞が起こり吐き出せる量が少なくなります．呼出の際の声かけの速度は被検者（患者）を見て調整してください．
　また，最大呼出の際，被検者（患者）は一生懸命息を吐き出そうとするあまり顔を下に向けた状態になることがあります．顔を下に向けると気道が狭まって最大呼出できなくなるため，検査中姿勢は変えず，前を向いたままで行うよう注意してください．

❺ 最大呼出のプラトーを確認後，最大吸気位まで吸入させます．
　【声かけの例】「限界まで吐き出したら口を開けずに大きく息を吸って」「胸を広げてもっと吸い上げて」「もう一息ぐっと吸って」

❻ 最大吸気のプラトーを確認後，再び最大呼出させてプラトーを確認し，吸気させてストップします．
　【声かけの例】「もう一度全部吐ききります」「空っぽまで息を吐ききったら楽に呼吸してください」「お疲れ様でした」

❼ 1回の測定ごとに妥当性を確認します（妥当性の項参照）．
　被検者（患者）に不十分だった点や修正すべき点をアドバイスしましょう．2回以上測定を行い，最大値を採用します．

上記手順(最大呼気→最大吸気→最大呼気)が肺活量測定の標準法(図5)となりますが，標準法では妥当な肺活量(VC)が得られない場合があります．標準法での測定がうまくいかない小児や若年者などの場合には，最大吸気→最大呼気を行う呼気肺活量(EVC)をもって肺活量(VC)とします(図6)．一方，閉塞性肺疾患で呼気肺活量(EVC)を測定すると，air trappingが生じ，過小評価となってしまいます．被検者(患者)によって吸気肺活量(IVC)と呼気肺活量(EVC)を使い分けることが重要です(図7)．

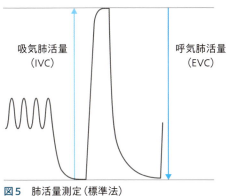

図5　肺活量測定(標準法)
健常人ではIVC ≒ EVC

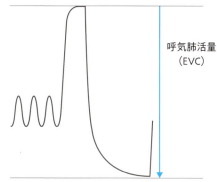

図6　呼気肺活量測定
呼気肺活量が適する場合
・小児，若年者．
・肺線維症が進行しコンプライアンスが低下した場合．

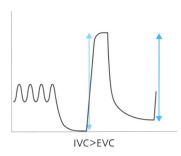

図7　閉塞性肺疾患の肺活量測定時の注意
air trappingのため，IVC > EVCとなることが多い．
呼気に時間がかかる．
　　→耐えられるところまで吐き続けるよう声かけする．
　　→閉塞が高度の場合，最大呼気時にプラトーが認められないこともある．

c) 妥当性，再現性，採択基準[1]

❶ 妥当性

モニター上で以下が確認できれば妥当な結果と判断します．

・安静呼気位が安定

・最大呼気位と最大吸気位のプラトー*(平坦な部分)が確認できる

・吸気肺活量(IVC)と呼気肺活量(EVC)とがほぼ同じであ

> ＊プラトーは，『呼吸機能検査ハンドブック』では「モニター上で曲線が水平状態になり，最後の1秒間の呼気変化が0.025L未満」と定義されていますが，これはモニター上の最小検出可能気量以下であるということを意味しています．

> **Mini Memo**
> ## 妥当性，再現性，採択基準
>
> **妥当性**
> モニター上で以下を確認
> - 安静呼気位が安定
> - 最大呼／吸気位のプラトー
> - IVC と EVC がほぼ同じ
>
> **再現性**
> 妥当な2回以上の測定結果で判断
> - 最大と2番目のVCの差：0.15 L 以下，かつ，最大VCの10％以下
> ※再現性がない場合は最大8回まで測定
>
> **採択基準**
> VC が最大のものを採択
> ※再現性がない場合は報告書に記載

ること

ただし，閉塞性換気障害ではIVC＞EVCとなる場合があるのでこのかぎりではありません．

❷ 再現性

妥当な2回以上の測定結果で再現性を判断します．最大のVCと2番目に大きいVCの差が0.15Lおよび最大VCの10％以下であれば再現性があると判断します．

差が0.15Lあるいは最大VCの10％のいずれか小さい値を超える場合は検査を繰り返します．妥当性，再現性を判断するために肺活量測定は最低でも2回，最大8回まで実施します．

❸ 採択基準

VCが最大値を示した測定結果を採択します．

最大8回まで実施しても再現性が得られない場合は，妥当な測定結果のうち肺活量が最大のものを採択し，報告書に理由を記載します．

d）うまくできない患者さんの例と対応方法

❶ 口呼吸ができない

口呼吸ができず，マウスピースを咥えると息が止まってしまう被検者（患者）には，ノーズクリップのみ付けた状態で口呼吸の練習を行い，口呼吸の感覚をつかんでから測定します．

❷ マウスピースを咥えると嘔吐反射が出る

マウスピースを深く咥えることで嘔吐反射は誘発されるため，円筒形の紙製マウスピースよりはつば付きのシリコンマウスピースを使用するほうがよい場合もあります．紙製マウスピースを使用する場合であれば，被検者（患者）になるべく浅く咥えてもらうよう指示します．

❸ 安静呼吸が安定しない

安静呼吸が大きすぎる，大きさがばらばらで安定しない，またはうわずった呼吸になってしまう，などの状態では，正しい肺気量分画が測定できません（**図8**）．そのような場合は，一度ゆっくりため息をついてもらい，その後呼吸を再開してもらうと安定する場合が多いです．

口呼吸が苦手でどうしても呼吸の大きさが安定しない場合は，最初だけ声をかけて呼吸を誘導します．1回換気量（TV）の目安は，体格にもよりますが，300〜500 mL程度です．しかし，被検者（患者）よっては呼吸苦によりTVが大きくなることがあります．検査前の呼吸状態をよく観察しましょう．

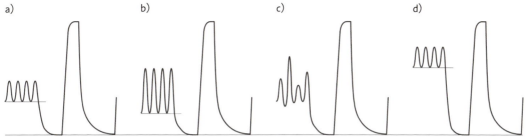

図8 良好な安静呼吸と不良な安静呼吸の例
a) 良好な安静呼吸
b) 大きい安静呼吸
c) 大きさが安定しない安静呼吸
d) うわずった安静呼吸

❹ **予備呼気量（ERV）が少ない**

　肥満では横隔膜の挙上により安静呼気位が呼気側にシフトし，ERVが減少します（**図9**）．姿勢が悪いとさらにERVが小さくなり測定できない場合もあるため，背筋を伸ばしたよい姿勢で測定し，1回換気量（TV）が大きくなりすぎないよう注意してください．

❺ **吸気肺活量≪呼気肺活量となる**

　最初の最大呼出が不十分だった，または吸気時に口が開いていた可能性があります（**図10**）．

　被検者の口元をよく確認し，口元が緩いようであれば手で押さえ，漏れのない状態で検査してください．また，若年者の場合は吸気肺活量＜呼気肺活量となる場合が多いため，その場合には標準法での測定ではなく，安静呼気から最大吸気，最大呼気を行う呼気肺活量を測定する手順に切り替えましょう．

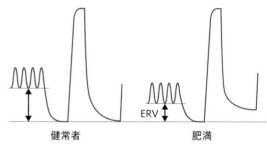

図9 健常者と肥満の予備呼気量（ERV）の変化

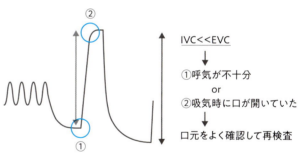

図10 IVC≪EVCとなる例

❻ **吸出中に咳き込んでしまう**

　進行した肺線維症などでは，深い吸気により咳が誘発されることが多いため，標準法の最大吸気のタイミングで咳き込んで測定ができないことが多くあります．その場合は，迅速に最大吸気から最大呼出（呼気肺活量）をさせることで咳が出る前に測定を完了させることができます（**図11**）．

　最大吸気位のプラトー確認にはこだわらず，咳が出る前に迅速に呼気開始の声かけを行うことがポイントです．また，こういった被検者（患者）は，呼出の際に喉に力が

入ると咳き込みやすくなるため，力まないで呼出するよう声かけしましょう．

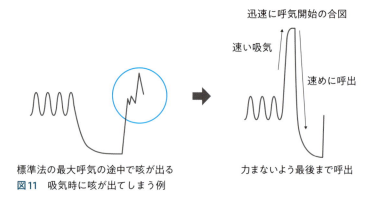

標準法の最大呼気の途中で咳が出る　　　　　力まないよう最後まで呼出
図11　吸気時に咳が出てしまう例

❼ 目や耳が不自由な被検者（患者）

　目の不自由な被検者（患者）に対しては，マウスピースやノーズクリップを直接触ってもらいながら説明し，不安にならないよう配慮します．

　耳が不自由な被検者（患者）には筆談などを用いて説明し，肩を1回叩いたら「吸って」，2回叩いたら「吐いて」といったように，わかりやすい合図を事前に決めて検査を行うようにします．

e）結果の評価

　VCは年齢，性別，身長などに影響されるため，それらにより規定される予測正常値に対する割合である%VCが80％以上を正常とし，80％未満は拘束性換気障害と判断します．VCはTV，IRVとERVから成り，病態によってどの成分が変化するかが異なります．

❶ IRV低下

　間質性肺炎のような肺弾性収縮力の変化に伴う伸展制限，漏斗胸，胸郭形成術後などの胸郭運動障害のほか，神経筋疾患，痩せ型，低栄養状態，加齢などによる筋力低下，呼吸筋運動障害による吸気筋力低下などで十分な吸気が行えない場合です．

❷ ERV低下

　上記と同様に呼吸筋運動障害による呼気筋力低下，肥満体型で腹部の脂肪による横隔膜の下降運動の障害，COPDにおける著明なair trappingによる呼出困難などでみられます．

2　機能的残気量測定

a）ガス希釈法：Heを用いた閉鎖回路法（ソーダライムも含む）

❶ 測定原理（図12）

　閉鎖回路内でヘリウム（He）を反復吸入させて，平衡状態となったときのHe濃度希釈の程度からFRCを測定する方法です．Heは生体に対し不活性ガスであり，肺胞から体内に吸収されないため，指示ガスとして用いられます．

既知濃度F1の指示ガスを既知量Vaの容器に入れ，肺と連絡する閉鎖回路内で反復呼吸させて平衡状態にします．平衡後の希釈された回路内指示ガス濃度F2を測定すれば，平衡後の回路内ガス容量Va + Xを計算できます．X（＝FRC）は次式によって算出されます．FRCを求めた後，ERVを引くことによりRVを求めます．

$$Va \times F_1 = (Va + X) \times F_2$$

$$X = Va \times \frac{F_1 - F_2}{F_2}$$

F1：平衡前回路内指示ガス濃度，F2：平衡後回路内指示ガス濃度，
Va：平衡前回路内容積，X：FRC

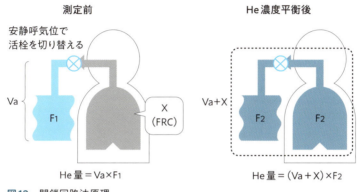

図12　閉鎖回路法原理

実際に行う場合，装置の死腔，水蒸気圧，平衡に達するまでの呼吸により呼出される二酸化炭素（CO_2）量，および摂取される酸素（O_2）の補正が必要です．また閉鎖回路のため呼気ガス中のCO_2の増加や吸気ガスのO_2分圧の低下が呼吸中枢を刺激して換気に影響を与えないように，回路内のCO_2はソーダライムで吸収し，O_2を適切に追加する必要があります．

❷ 検査開始準備，精度管理（図13）

〈検査開始準備〉

電源を入れ，30分以上通電させて，装置が安定するのを待ちます．キャリブレーションは現在ほとんどの機種で装置内自動較正が行われます．電源コード，呼吸管の接続確認，ソーダライムの色などを確認します．またソーダライムボックスが閉まっていること，Heガスボンベが開いていることも確認します．次に環境情報（温度，湿度，気圧）を入力します．

〈精度管理〉

装置内の死腔量（dead space：DS）の確認を行います．

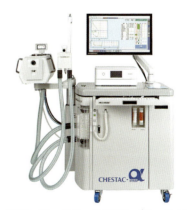

図13　チェスタック8900α（チェスト社，東京）

許容範囲は，9.91±0.5L以内であり，範囲を外れた場合や前日までの値と異なる場合は，再検を行います．VC，FVCの確認は較正シリンジ（3L）を用いた測定値が2.91〜3.09L（シリンジ3Lの±3％以内）であり，範囲を外れた場合は再検を行います．FRCについては，2.83〜3.17L（Heメーターの精度±1％FS以内）の範囲を外れた場合は再検を行います．較正シリンジを用いた測定は1日1回検査開始前に行います．また既知健常者による精度管理を1週間に1回行うことも必要です．機器メンテナンスは，年1回メーカーによる保守点検を受けることを推奨します．

被検者（患者）情報の確認・本人確認・計測・問診・被検者（患者）準備は肺活量測定と同様に行います．

❸ 検査方法

検査は坐位で行います．被検者（患者）が背もたれにもたれず，呼出しづらい姿勢などにならない，正しい姿勢となるように姿勢を確認します．被検者の口元の高さに合わせて装置を上下調節します．マウスピースを装着し，吸気・呼気ともに常にマウスピースから空気が漏れないことを確認します．つば付きのシリコンマウスピースを使用するとリークを防止しやすくなります．顔面神経麻痺や口腔内の異常でマウスピースから空気が漏れやすい場合は，被検者（患者）に説明のうえ，検査者が手で補助をして口角周辺を押さえるなどして空気漏れがないようにします．検査中も常に姿勢や空気漏れに注意します．

被検者（患者）に安静換気を行わせ，He濃度が平衡になるまで安静換気を続けます．平衡になるまでの時間は健常者で3〜4分ですが，肺内換気不均等分布がある場合は4〜6分に延長します．He濃度の変化が基準（例えば20秒で±0.05％など）以下となったら平衡と判断して測定を終了します（図14）．

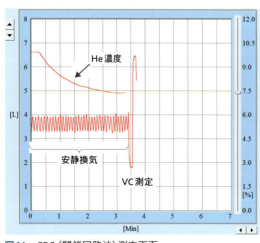

図14　FRC（閉鎖回路法）測定画面

❹ 結果の評価（図15）

〈結果の採択と妥当性〉

検査の妥当性について以下の項目を確認します．

(1) 患者の口元から漏れがないこと．

- ・He濃度の低下がスムーズ（前半は急峻，後半は緩やかに変化）であり，多くの場合3分程度で平衡に達します．He濃度が低下し続ける場合は，口の周りから息が漏れ，外の空気が混ざりHe濃度が薄まっていることが考えられます．
- ・測定開始と測定終了時の基準位がずれていないことを確認します．ずれている

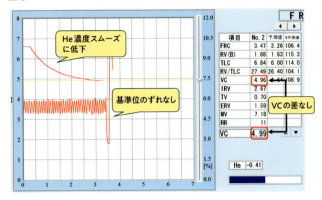
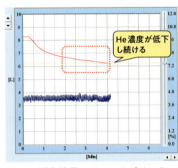
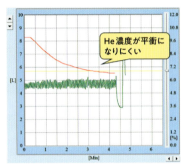

図15　測定結果のチェックポイント

　　　場合には空気の漏れが疑われます．
(2) 安静換気が一定の大きさに保たれていること．
(3) 適切な姿勢が取れていること．
(4) FRCで測定するVCと通常の方法で測定したVCの値が大きく乖離していないこと．
(5) FRCの値だけでなく，肺気量分画の各値が患者の病態や体格，前回値を考慮したうえで説明可能な数値であること．

〈結果の解釈（肺気量分画を参照）〉

　ガス希釈法は，一般的に換気可能領域での評価となるため，COPDなど不均等換気の著しい病態では，回路内と肺内の指示ガスが平衡に達せず，肺気量が過小評価される可能性があります．また，非交通性区域がある気道閉塞，ブラなどにおいても実際よりも過小評価となる可能性も考慮する必要があります．

　FRC単独ではなくRV，TLC，RV/TLC，VCの指標とあわせて評価する必要があります．

　残気率（RV/TLC）は30％前後が目安で，高齢になると40％くらいまで増加します．拘束性換気障害ではRVが低下しますが，TLCも低下するため，残気率は正常または若干増加を認めます．COPDのような閉塞性換気障害では，RVの増加がTLCの増加より多くなり，残気率は増加します．

b) ガス希釈法：N_2 を指示ガスとした開放回路法（N_2 洗い出し法）

❶ 測定原理（図16）

100％O_2 を吸って肺内の窒素（N_2）を洗い出し，呼気の呼出ごとに N_2 濃度を測定し，集計した N_2 排出量から FRC を算出する方法です．呼気のたびに肺内に残存する N_2 を wash out することになるため，N_2 洗い出し法ともよびます．また，一度呼出した呼気中に含まれる N_2 を再び吸い込むことがないため，開放回路法ともよばれます．

FRC は次式によって算出されます．

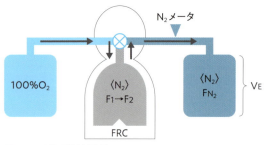

図16 開放回路法原理

$$FRC = V_E \times \frac{F_{N_2}}{F_1 - F_2}$$

V_E：呼気ガス量，F_{N_2}：平均呼気 N_2 濃度，
F_1：洗い出し前の肺内 N_2 の濃度，
F_2：洗い出し終了時の肺内 N_2 濃度

実施に当たっては，装置の死腔，洗い出し終了時までに体内から肺胞に新たに出てくる N_2 量，吸気中に含まれる微量の N_2 量について補正が必要です．

❷ 検査開始準備，精度管理（図17）

〈検査開始準備〉

機器の電源を入れ，30分以上ウォームアップを行います．環境条件（温度，湿度，気圧）を確認し，機器へ入力します．測定前にガスバッグの洗い出しを行います．

〈精度管理〉

フローセンサーの較正は，較正器（2L もしくは3L）を用いて，気量を測定し，吸気量と呼気量が期待値の±3％以内となることを確認します．精度確認は，較正器のピストンを押したり引いたりする時間を0.5秒，1秒，4秒と調整しながら，高気量・中気量・低気量の3種類で行います．これらを，室内気と O_2 下の両方の環境で行います．機器のメンテナンスとして，年1回のメーカーによる保守点検を行うことを推奨します．

被検者（患者）情報の確認・本人確認・計測・問診・被検者（患者）準備は肺活量測定と同様に行います．

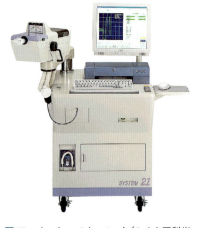

図17 オートスパイロメータ（ミナト医科学，大阪）

❸ 検査方法

検査は坐位で行います．被検者（患者）が背もたれにもたれず，呼出しづらい状態にならないよう，正しい姿勢であることを確認します．マウスピースを装着し，吸気・呼気と

もに常に空気が漏れないことを確認します．検査中も姿勢，空気漏れを常に注意します．

被検者（患者）に安静換気を行わせ，室内気呼吸下でのFRCレベルの安定を確認します．次に一方向弁を通して，100%O_2を供給します．呼気ガスのN_2濃度が2%以下になったとき，もしくは洗い出しから7分間経過した時点で測定を終了します．測定中の画面表示の例を図18に示します．

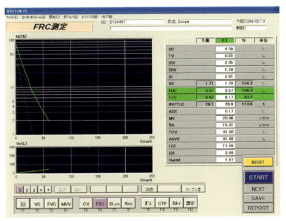
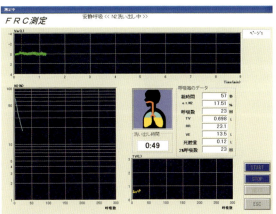

図18　FRC（開放回路法）測定画面

❹ 結果の評価

ガス希釈法では，一般的に換気可能領域での評価となります．不均等換気の著しい病態であるCOPDなどにおいて，開放回路法では7分間の洗い出し時間では不十分であるため，肺気量が過小評価される可能性があります．また，非交通性区域がある気道閉塞，ブラなどにおいても実際より過小評価となる可能性を考慮する必要があります（図19）．

また，慢性Ⅱ型呼吸不全のある患者では，100%O_2供給によってCO_2ナルコーシスを起こす危険性もあるため，注意が必要です．測定結果の採択は，使用する機器メーカーによって異なるため，必ず取扱説明書に従ってください．

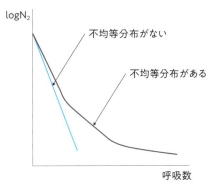

図19　FRC（開放回路法）測定例
肺内ガスの不均等分布がある場合，N_2洗い出しが不十分となる．曲線変化を示します．

c) 体プレチスモグラフ法（図20）

体プレチスモグラフは，1956年にDuBois[8]らによって実用化されました．体プレチスモグラフで測定した機能的残気量（FRC）は，ブラなど気道の交通がない気量についても測定されます．ガス希釈法の値とは異なるため，体プレチスモグラフで測定されたFRCは，胸腔内気量（thoracic gas volume：V_{TG}）と表示することもあります．

❶ 測定原理

体プレチスモグラフは，Boyleの法則を応用して測定します．Boyleの法則は，一定の

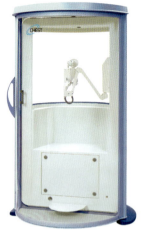

図20 Body Box（チェスト社，東京）

温度の条件下で圧力（P）が2倍になればその気体の体積（V）は1/2になるというものです．

$$PV = P'V' \quad \text{※}PV = 一定（温度，質量が一定のとき），の意味$$

体プレチスモグラフ法は，呼吸することによる肺の容積変化を体全体の容積変化で捉えて測定します．そのため，体全体を収容する大きな箱（body box）の中に被検者を入れて，密閉した状態で検査を行います．外と繋がっている換気口を一時的に閉じ（口腔内シャッターを閉じる）被検者が呼吸することで，口腔内圧（肺胞内圧と同等と仮定），box内圧（P_B），および体積の変化からBoyleの法則により，外気と遮断したときの肺気量（V_TG）を求めます．

シャッターを閉じた安静呼気位の状態から，呼吸によって肺内ガスの圧縮と口腔内圧の上昇する様子を図21に示します．安静呼気位の肺内ガス量をV₁，口腔内圧をP₁とした場合（a），呼吸によって肺内ガスが⊿V圧縮し，口腔内圧は⊿P上昇します（b）．この変化を，Boyleの法則に当てはめると，次式のように導かれるため，容積変化と口腔内圧変化を測定することでV_TGが求められます．

PV = P'V'（Boyleの法則）により，

$$P_1V_1 = (P_1 + \varDelta P)(V_1 - \varDelta V)$$
$$= P_1V_1 - P_1\varDelta V + V_1\varDelta P - \varDelta V\varDelta P$$

⊿V⊿Pは非常に小さいので無視できる．

$$P_1V_1 - P_1V_1 = -P_1\varDelta V + V_1\varDelta P$$
$$V_1\varDelta P = P_1\varDelta V$$
$$V_1 = P_1 \times \frac{\varDelta V}{\varDelta P}$$

V₁ = V_TG，P₁ = P_B とみなせるので，

$$V_{TG} = P_B \times \frac{\varDelta V}{\varDelta P}$$

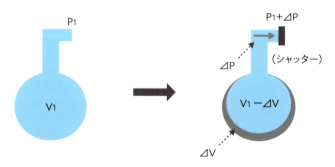

a) 安静換気位の状態　　b) 安静換気位の状態から息を出そうとして肺が縮んだ状態

図21　体プレチスモグラフ測定原理

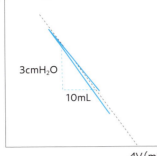

図22 体プレチスモ測定波形

リサージュ波形とは，互いに垂直方向に振動する2つの単振動を合成したときに，時間とともに描かれる曲線のことをいいます．

この場合，外気と遮断した際の呼吸によって微量に変化したボックス内気量⊿Vbox（ボックス内外で気体の行き来がないため，⊿Vbox＝⊿Vとなります）と口腔内圧⊿Pをx軸とy軸に取って表した波形になります．2つの単振動とは，吸気時と呼気時に変化する⊿Vboxと⊿Pを表します．

例えば，口腔内圧が3cmH₂Oの変化があったとき，ボックス内気量は10mLの変化があったとします．吸気では右下がりに，呼気では左上がりの波形が得られます．この波形がリサージュ波形です．吸気と呼気の波形が重なる部分の傾きによって⊿Vbox／⊿Pの値を求めていきます．

body boxは，容積変化の測定方法により，圧型・容量型・圧量型に分類されますが，現在は圧型が主流となっています．

体プレチスモグラフ測定によって得られた波形を図22に示します．

❷ 検査開始前準備，精度管理

〈装置の準備〉

測定装置は，電源投入後15分以上経過の後に使用することが推奨されています．詳細は，装置の取り扱いに準じてください．body boxのセンサーは，差圧式のフローセンサーを使用しており，較正ポンプで較正を行います．機種によっては，フローセンサー部の較正は，較正シリンジを用いて行います．いずれにしても較正実施は，検査時と同一条件でなくてはならないため，フィルターを装着して較正を行います．その後，ボックス内圧，口腔内圧の較正を行います．圧の較正は，機器内の自動較正プログラムを使用して行います．

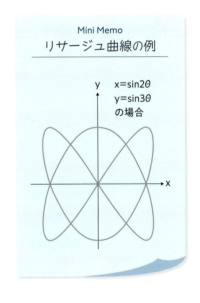

体プレチスモグラフは，微量な圧変化と量変化を測定しているため，較正中はboxに触れないようにします．さらに，空調の影響を受けやすいため，風が当たらないように配慮して設置する必要があります．

感染対策として，通常呼吸機能検査を行う際に使用する抗菌・抗ウイルス仕様のフィルターをマウスピースに接続します．

body boxの精度管理として，毎日の較正作業で測定するフローセンサー，ボックス内圧，口腔内圧の実測値が前日の値と離れていないかを確認します．機器メンテナンスは，年1回のメーカーによる保守点検を行うことを推奨します．

〈被検者の準備〉

被検者には，上着などを脱いでもらい，胸郭の動きが確認できる服装になってもらいます．

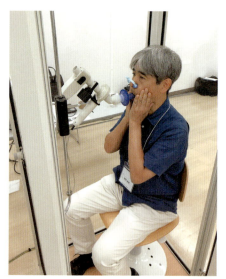
図23　チークサポート

検査の手順を説明します．その際に，boxの中に入り密閉状態で検査を行うこと，被検者自身でノーズクリップを止めてもらいチークサポート（図23，膨らまないように両手指で頬を軽く押さえる）を実施してもらうことを説明します．一度それぞれの練習をして動作の確認を行ってから開始するようにします．難聴で指示が聞こえない方，動作が独りでできない方は検査ができない場合があります．

❸ 検査方法
〈検査の説明〉

被検者に，boxの中に入る前に検査の説明と，マウスピースの咥え方，ノーズクリップの装着方法を指導します．

【説明例】「この検査は，肺の中の空気を測る検査です．このボックスの中に入り扉を閉め密閉します．中に入ったら，機器の較正を行いますので少し動かないでください．その後，マウスピースを咥えて，ノーズクリップをしていただき，頬に手を添えて（チークサポート）普通に呼吸をしていてください．途中でシャッターが閉じて，呼吸ができなくなる感じがしますが，慌てないでそのまま呼吸を続けてください．すぐにシャッターは開きますので安心してください」

〈検査の進め方〉
(1) ボックス内に座り，マウスピースの高さに椅子を調整します．
(2) ドアを閉め密閉し，ボックス内の温度が安定するのを待ちます．
(3) 姿勢を正してもらい，マウスピースを咥え，ノーズクリップで鼻を閉じてもらいます．漏れのないように唇をしっかり閉じるように指示します．チークサポートは，肩や肘が上がらないように注意します．
(4) 肩の力を抜きリラックスして安静換気を行い，呼吸が安定したのを確認後，安静呼気位でシャッターを閉じます（装置によっては，安静呼気位で自動的にシャッターが閉じます）．
(5) シャッターを閉じると，空気が入って来なくなるため被検者（患者）が驚かないように安静呼吸を続けてもらうように指示をします（機器によっては，安静呼吸ではなくパンティングを行う機種があります．パンティングとは，0.5〜1.5Hz程度の「ハァ，ハァ，ハァ，・・・」という嘆息呼吸のことをいいます）．
(6) 測定後は，すぐにシャッターを開け，楽に呼吸してもらいます．
(7) 技術的に基準を満たす測定結果が3〜5回得られるまで測定を繰り返します．

〈検査中の注意〉

(1) 閉塞性換気障害では，気道抵抗が高いためリサージュが開いてしまい，正確な検査ができないことがあります．気道閉塞の強い場合は0.8Hz程度のゆっくりな呼吸をすることで誤差が少なくなります．

(2) うまくリサージュが取れない場合は，シャッターが閉じたときに早めに吸気を行ってもらい，その際の圧変化からVTGを求める代替法が推奨されます．その際，大気圧と胸腔内圧の補正を行う必要があります．

(3) 測定は，ガスを使用しないため時間を空けないで実施します．検査に時間がかかるとbox内の温度が上昇するため，短時間で検査を終わらせるようにします．

〈妥当性の確認〉

(1) シャッターが閉まるまでの呼吸が安定し，安静呼気位で測定していること．
(2) 漏れがないこと（パンティングを行った場合は特に注意します）．
(3) 姿勢が正しいこと．
(4) 再現性があること．
(5) ガス希釈法で測定したFRC値に比してVTG値が同じかあるいは大きいこと．
(6) VTG測定時の口腔内圧変化とbox内容量変化のリサージュが1本の直線（$\varDelta P - \varDelta V box$リサージュ波形）となること，途中で曲がったり，ループを作っていないこと（**図22**）．

〈結果の採択〉

1回の測定回数で5回シャッターが閉じます．得られた波形のそれぞれの傾きから，5回分のVTGを求めます（**図24**）．一番大きい値と，一番小さい値を削除し，残りの3回の平均値を1回目のVTGの値とします．この測定を少なくとも3回実施し，測定値（傾き）のばらつきがないことを確認後，3回の中央値を測定結果として採択します．さらに，結果は残気率の確認を行い，かつ被検者の病態も含めて採択を行います（**図25**）．測定

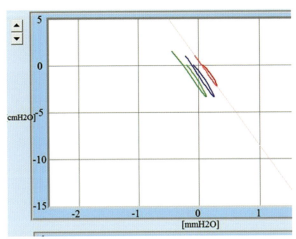

図24　各波形の傾きを求める

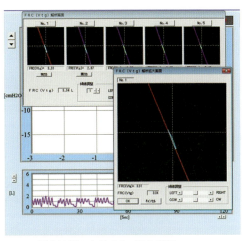

図25　測定波形から妥当な3回を採択

結果の採択は，使用する機器メーカーによって異なるため必ず取扱説明書に従ってください．

❹ 結果の評価

体プレチスモグラフ法は，胸郭内気量（VTG）とともに呼吸努力時（シャッターが閉じた状態での呼吸時）に伴って圧が変化する体内のすべてのガスを測定します．解剖学的に気道と交通のないブラや気胸，気道閉塞や虚脱によって機能的に交通のない区域，さらには腹腔内ガスなどもすべて測定しています．一方，ガス希釈法で測定した機能的残気量（FRC）値は，気道と交通のない区域は含まれません．そのため，VTGの値はガス希釈法で測定したFRCとは異なり，正常な状態でも腹腔内ガスなどが測定されるため，若干大きい値を示すことになります．また，VTGからFRCを差し引いた値は解剖学的あるいは機能的なとらえこみ量と解釈することができます．

d) ガス希釈法と体プレチスモグラフ法のそれぞれの利点や注意点

機能的残気量測定法には，主にガス希釈法の閉鎖回路法・開放回路法，そして原理の違う体プレチスモグラフ法が用いられ，それぞれに長所・短所があります（**表3**）．

ガス希釈法は再現性に優れていますが，指示ガス（不活性ガス）を使って，その希釈率からFRCを算出するため，検査に数分かかります．そのため，安静換気ができない被検者（患者）や顔面麻痺や強皮症などで口が閉じにくい場合など長時間マウスピースを咥えていられない方は検査に困難を生じます．また，特殊な例ですが，耳の鼓膜がない場合など耳から空気が漏れる場合も検査が困難です．

再検を行う場合には，閉鎖回路法では，肺内に指示ガスが残るため5分以上時間を空けてから行うようにします．開放回路法では，酸素吸入前の肺内N_2濃度に戻してから行うため15分以上空ける必要があります．重症な閉塞性換気障害の場合は，肺内不均等分布が起こっているため60分以上空けることが望ましいとされています．

酸素吸入患者の場合，閉鎖回路法では回路内の酸素が約20％のため，指示ガスが平衡に

表3　ガス希釈法と体プレチスモグラフ法の長所・短所

検査法	原理	長所	短所
ガス希釈法	不活性ガスを利用して希釈率をより求める．	再現性がよい． 広く使用されている．	安静換気が上手にできない場合安定が取れない． 息が漏れやすい． 検査時間が長い． マウスピースを長時間咥えて検査する． 気道の通りがないガスは測定できない．
体プレチスモグラフ法	box内の圧力変化と口腔内圧を測定することで測定する． 胸郭全体のガス（VTG）を測定する．	気腫性嚢胞（ブラ）など気道の交通のない領域も測定できる． 短時間で測定可能．	box内に閉じ込めての検査のため介助ができない． 腹腔内ガスも測定する．

なる前に低酸素になる危険があります．そのため，必ずパルスオキシメータを装着し，酸素飽和度を確認しながら検査を行います．開放回路では，酸素吸入していると正確な値が得られないため測定できません．測定する場合は，事前に酸素吸入を中止して肺内ガスが大気と同じになった頃（60分程度の酸素吸入中止後に）検査を行います．その際は，必ず担当医に酸素吸入の中止の可否を確認します．

　体プレチスモグラフ法は，機器が大きく，検査を行っている施設は限られています．また，微細な変化を測定しているため，設置場所にも注意が必要です．しかし，検査にかかる時間がきわめて短時間で済むため，患者への負担が少ないことが大きな利点です．酸素吸入の影響は受けないため，検査の間だけ酸素を中止して行うことが可能です．

　測定結果の解釈に当たっては，ガス希釈法では気道の通じている区域の肺内ガスは測定できますが，通じていない区域は指示ガスが入っていかないため測定できないことに注意が必要です．一方，体プレチスモグラフ法では気道の通じていない区域も含めて肺内ガスすべてを測定しますが，以下のような場合に誤差が生じます．一つは，腹腔内の上腹部ガスが測定結果に影響します．次に高度の閉塞性換気障害がある場合に肺胞内圧が均一でないため，口腔内圧と肺胞内圧が等しくなくなり，胸郭内気量（VTG）が過大値となります．また巨大ブラでは表面体積比が少なく，さらに，等温性変化ではなく断熱変化するため，Boyleの法則が成り立たなくなります．

　ガス希釈法と体プレチスモグラフ法では，それぞれの原理の違いのため測定している肺内ガスが違います．これらの，特徴をよく理解して，検査結果を見ることが重要です．

＊文献

1）日本呼吸器学会肺生理専門委員会呼吸機能検査ハンドブック作成委員会．呼吸機能検査ハンドブック．東京：日本呼吸器学会，2021．
2）日本臨床衛生検査技師会，監修．呼吸機能検査技術教本．東京：じほう，2016．
3）自動呼吸機能検査研究会．呼吸機能検査（第9版）．橿原：自動呼吸機能検査研究会，2020．
4）田邊晃子．呼吸機能検査の種類と検査の全体像を理解しよう．Med Technol 2022；50：48-58．
5）毛利昌史，工藤翔二，久田哲哉．肺機能テキスト（第2版）．東京：文光堂，2003．
6）田村東子．機能的残気量．臨床検査 2017；61：1168-77．
7）山本雅史．得意になれる！機能的残気量（FRC）肺拡散能検査（DLco）．Med Technol 2022；50：516-25．
8）DuBois AB, Botelho SY, Comroe JH Jr. A new method for measuring airway resistance in man using a body plethysmograph: values in normal subjects and in patients with respiratory disease. *J Clin Invest* 1956; **35**: 327-35.

3章 努力肺活量

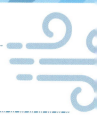

1. はじめに

　肺気量分画が呼吸器系の内部の空気の量を測定するのに対し，努力肺活量（forced vital capacity：FVC）は空気の流れを測定するものです．1回の検査で努力呼気曲線とフローボリューム曲線という2つの結果が得られます．

　努力呼気曲線は，最大吸気からできるだけ速く，できるだけ大きく呼出したときの時間と呼出量との関係をグラフ化したものです．

　フローボリューム曲線は最大吸気位から最大呼気位まで，できるかぎり強く，そして速く呼出してもらい，呼気流量（flow）をY軸（縦軸）に，呼気量（volume）をX軸（横軸）に連続的に記録したものです（図1）．努力性呼気曲線を時間で微分し，呼気流量（L/秒）と呼出量（L）をプロットすると，フローボリューム曲線が得られます．フローボリューム曲線では，最も速い呼気流量をみるだけでなく，呼出する過程で呼気流量がどのように変化するかを評価できます．これは動的状態の呼気筋力や気道の狭窄，上気道の機械的特性を反映しています．

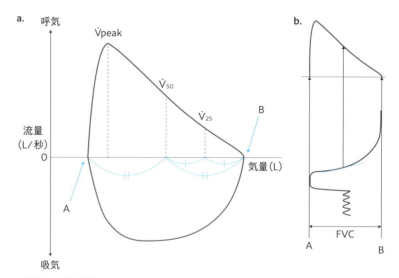

図1　フローボリューム曲線
a．呼出側（上半分の部分），吸気側（下半分の部分）ともに最大努力時のフローボリューム曲線．
b．最大努力呼出曲線（Tiffeneau曲線）とフローボリューム曲線の関係．
a，b両図とも，A点は最大吸気位，B点は最大呼気位．したがってA点からB点までの気量はFVCに相当する．

1 努力呼気曲線とフローボリューム曲線の関係

気流量は,肺気量の変化量を時間の変化量で割ったものです($\frac{\Delta V}{\Delta t}$).変化量の幅を短くすれば,これは微分($\frac{dV}{dt}$)になります.

よって,努力呼気曲線(肺気量と時間のグラフ)の接線の傾きの大きさをグラフにしたものが,フローボリューム曲線(気流量と時間のグラフ)となるわけです.

呼気の場合,気流量は最初急速に上昇しますが,すぐに徐々に減り始めます(**図2**).

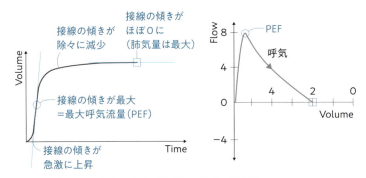

図2 フローボリューム曲線＝努力呼気曲線の接線の値(呼気時)

安静時の呼吸も図に付け加えると,**図3**のようになっています.

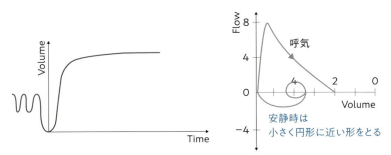

図3 フローボリューム曲線＝努力呼気曲線の接線の値(安静時を追加)

吸気の場合,呼気と比べると接線の傾き具合が最も大きくなる(接線の傾きはマイナス値となりますので,フローボリューム曲線では横軸より下に描かれます)まで時間がかかります.また,吸気の最後も吸気量は急速に尻すぼみになっていきます(傾きが大きく変化).このため,フローボリューム曲線の下半分は半円のような形になるわけです(**図4**).

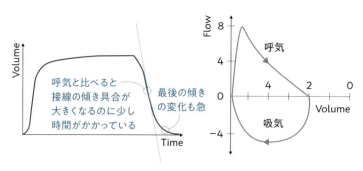

図4 フローボリューム曲線＝努力呼気曲線の接線の値（吸気時を追加）

2 フローボリューム曲線の典型例

努力肺活量とフローボリューム曲線の測定はさまざまな呼吸器疾患の診断に有用ですが，とくに慢性閉塞性肺疾患 (chronic obstructive pulmonary disease：COPD) や気管支喘息などの閉塞性肺疾患の診断には不可欠なものです．これらの疾患で特徴的な末梢気道の気流閉塞が存在すると，特に低肺気量位（呼気の後半）での呼気流量が著明に低下します．このためフローボリューム曲線は特徴的な下に凸の形をとります．すなわち，努力肺活量の測定は1秒量や1秒率といった数値に加えて，動的な評価を同時に行うという特徴を持っています．

> **Mini Memo**
> **フローボリューム曲線**
> 呼気のスピードと量についてのグラフ．息を吐く過程でどのように変化するかを視覚的に評価できる．閉塞性肺疾患の診断に不可欠．

a) 正常（図5）

$\dot{V}$peakから残気量位まで，流量はほぼ直線的に下がります．

非喫煙の若年女性などでは，高肺気量位で上に凸になること (kneeとよびます) もありますが，これも正常となります．

b) 喫煙者（図6）

正常パターンに比べると，中〜低肺気量位での流量が低下します．末梢気道の抵抗が上昇することなどが原因と考えられています．

c) 気管支喘息（図7）

気管支断面積の低下により，流量は全体的に低下（グラフの縦軸の値が下方に移動）します．

また，末梢の閉塞性気流制限により，下行脚が下に凸の形になることもあります．

d) 重症COPD（図8）

流量が全体的に著しく低下し，下行脚が下に凸の形になります．

また，残気量が増加していますので，絶対肺気量は増加（グラフの横軸で左に移動）しています．

e) 肺線維症（図9）

肺弾性収縮力が上昇するため，流量（縦の値）はあまり変わりません．

一方，絶対肺気量が減少し，全体的に尖った形となります．

f) 上気道狭窄（図10）

高〜中肺気量で流量がほぼ一定（プラトーとよびます）になります．

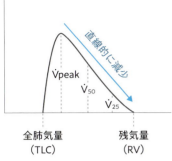

図5　正常なフローボリューム曲線

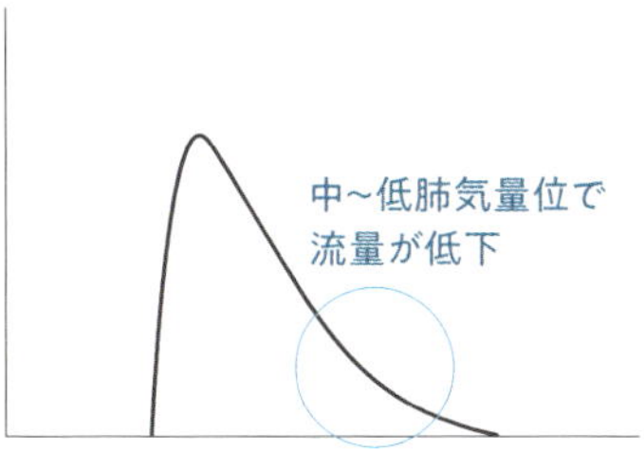

図6　喫煙者のフローボリューム曲線

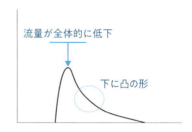

図7　気管支喘息のフローボリューム曲線

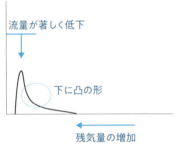

図8　重症COPDのフローボリューム曲線

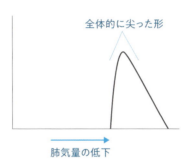

図9　肺線維症のフローボリューム曲線

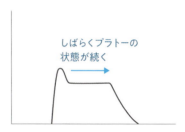

図10　上気道狭窄のフローボリューム曲線

2. 検査で得られる数値と意味するもの

❶ 努力肺活量（FVC）

最大吸気から努力性最大呼気を行った際の最大吸気位から最大呼気位までの量．forced vital capacity.

❷ 1秒量（FEV_1）

1秒間に呼出可能な最大の量．forced expiratory volume in 1 second.

❸ 最大呼気中間流量（MMF）

努力肺活量の25％と75％の間の平均呼気流量．maximal mid-expiratory flow.

❹ 1秒率（$FEV_1\%$）

〈Gaenslerの1秒率〔FEV_1/FVC，FEV_1（G）〕〉

1秒量を努力肺活量で除したもの．単に1秒率というと，こちらを指します．

〈Tiffeneau の1秒率〔FEV_1/VC, FEV_1(T)〕〉

1秒量を肺活量で除したもの．air trapping が強く，VC と FVC に差がある場合など
に用います．

❺ %1秒量（%FEV_1）

実測した FEV_1 の予測値に対する割合．COPD の重症度分類などに用います．

1秒率と表記が似ているので，混同しないようにしましょう．

❻ ピークフロー（peak flow）

最大の呼気速度．ピークフローメーターで測定し，喘息の日常管理に用います．

❼ $\dot{V}75$

努力肺活量の75％（＝25％呼出）の時点での
呼気流量．

❽ $\dot{V}50$

努力肺活量の50％（＝50％呼出）の時点での
呼気流量．

> **Mini Memo**
> ## 呼吸生理記号のドット
> ドットは時間微分を表す．
> $\dot{V}$ は容積の時間微分（＝時間ごとに容量がどれくらい増えるか）の意味になるので，流量のこと．

❾ $\dot{V}25$

努力肺活量の25％（＝75％呼出）の時点での呼気流量．

❿ 呼気予備フロー（ERF）

呼吸の余力を推定する指標として用いられます．expiratory reserve flow．

閉塞性換気障害が進行すると安静換気のフローと努力呼気フローとの差が小さくな
り，重症 COPD などでは安静換気のループとの交叉がみられます．

⓫ 最大換気量（MVV）

1分間に換気可能な最大換気量．maximal voluntary ventilation．近年は用いられる
ことが少ない指標です．

一般に FEV_1 の40〜43倍とされます．

3. 検査開始前の準備と精度管理

肺活量の測定に準じます．

4. 検査方法

標準的な測定の手順を以下に示しますが，各施設の特性に合わせて修正することも可能
です．自施設の基本的な手順を決めておき，異なる方法で測定した場合には，その旨を報
告書に記載するようにしましょう．

58

1 測定体位と姿勢

　検査は坐位で行うのが基本です．立位で行うことも可能ですが，安全のため，すぐに座ることができるように後ろに椅子などを用意しておくとよいでしょう．また厚着や身体を絞めつけるような着衣は緩めてもらい，背筋を伸ばして肩に力が入らないようリラックスした姿勢をとってもらいます．

a）悪い姿勢の例

❶ **肩に力が入る**（図11）

　緊張などにより肩に力が入ってしまうと，肺が広がり，通常より吸気した状態になってしまいます．

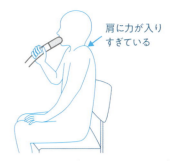

図11　悪い姿勢（肩に力が入っている）

❷ **椅子に正しく座れていない**（図12）

　椅子に浅く浅く腰掛ける，あるいは前屈みの姿勢になってしまうと，腹部や胸部が圧迫されてしまうため，機能的残気量（FRC）が減少してしまいます．

❸ **吸気・呼出時に首が曲がってしまう**（図13）

　精一杯に呼吸をしようとした結果，上体を反らしてしまったり，首を下に曲げすぎてしまう場合があります．すると，一瞬声門が閉じることにより，フローボリューム曲線ではノッチが出てしまいます．

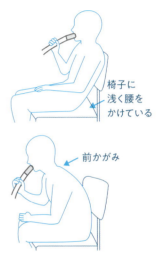

図12　悪い姿勢（正しく座れていない）

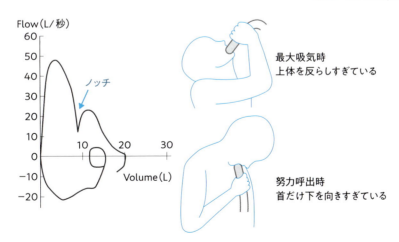

図13　悪い姿勢（吸気・呼出時に首が曲がってしまう）

2 マウスピース

円筒形の使い捨てマウスピース，あるいはつば付きのシリコン性マウスピースを使用します．高齢者や顔面に麻痺のある被検者など，漏れを生じやすい場合にはつば付きのマウスピースを用います．

3 検査の間隔

被検者の理解度や性格を考慮して検査を誘導します．被検者の状態をよく観察し，特に高齢者では疲労しないよう，検査と検査の間に適宜休憩を入れるようにします．

5. 測定準備

1 機器の動作確認

検査室の温度を確認します．室温は一般的に20〜27℃が推奨されています．被検者が厚着をしていると検査結果に影響しますし，17℃未満の低温環境で検査を行うと気流閉塞がみられることがあります．また，検査開始前に機器のウォーミングアップ，較正と精度確認を行います．

2 被検者の状態の確認

被検者を呼び入れる前に検査依頼内容を確認し，過去に検査を受けたことがあれば，その結果も見ておきます．呼び入れる際には，被検者の顔色，歩き方，呼吸の様子などを観察します．呼吸不全やその疑いのある被検者の場合は，パルスオキシメーターを装着し，SpO_2 をモニターしながら検査を行います．

2回目以降の検査では確認を忘れがちですが，被検者の顔色，呼吸状態などは必ず観察しましょう．

3 被検者への説明

検査の手順について，わかりやすい言葉で説明します．特に，一気に吐くことと一瞬で吐くことの違いや，最後まで吐ききることを強調します．また，1回目の検査で適切なデータが得られず，2回目の検査を行う際には問題点を具体的に説明します．この際，悪い点ばかりを指摘すると被検者が非協力的になることがあるので，よかった点も言うとよいでしょう．以下に説明の例を示します．

> **Mini Memo**
> 努力肺活量を検査するときの主な注意点
> - 室温を適切に設定
> - 坐位が基本
> - 検査前，検査ごとに被検者の状態を確認
> - 被検者にはわかりやすい言葉で説明
> - 一緒に検査をするかのようにかけ声を

「これから行うのは，どれだけ強く，一気に最後まで吐ききることができるか，をみる検査です．先程の検査（肺活量の測定）とは違って，吐き出す空気の勢い，速さをみます．最初は普通の呼吸をし，私が『吸って』と合図をしたら，目いっぱい吸えなくなるまで吸って，一回止めます．そこで『吐いて』と声をかけますから，胸とお腹を一気に縮めるようにして，できるだけ強く速く，一息に最後まで吐き切ってください」

6. 基本的な手技

検査の流れと注意事項を**図14**に示します．かけ声は一緒に検査をやっているかのような感じを出すことが重要です．特に高齢や状態の悪い被検者では，何回も検査を繰り返すことが難しい場合がありますので，必要最小限の回数で検査を終了できるようにしましょう．

測定の際はフローボリューム曲線を観察し，検査が適切にできているかをモニターしながら声かけをします．

- ⓞ **マウスピースを咥えてもらい，ノーズクリップを装着します**
   検査を行う前には空気の漏れがないことを確認しましょう．

- ❶ **安静換気のループを記録する**
   「普通に楽な呼吸をしましょう」と声をかけます．

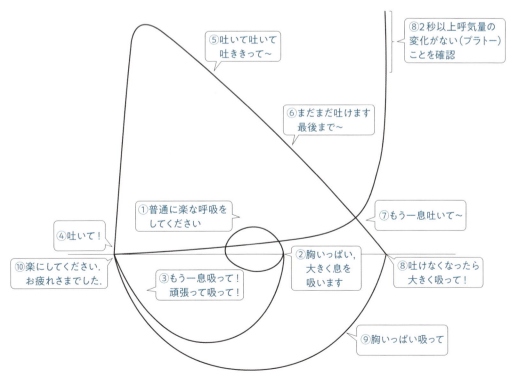

図14 努力肺活量検査の流れと声かけの例

安静換気のループは何回も記録すると波形が重なるので，被検者の呼吸が安定したのをみて記録を開始し，なるべく1回のループになるようにします．

❷〜❸ 最大吸気をしてもらう

安静呼気位から最大吸気位まで吸気させます．

「吸えるだけ吸います．吸って吸って吸ってー」などと声をかけます．

❹ 最大努力呼気をしてもらう

最大限の力で一気に努力呼気させます．

大きな声で「吐いて〜！」などと声をかけましょう．

❺〜❼ 最後まで吐き切ってもらう

6秒以上呼気努力を続けるよう，「もっともっと最後までーっ」などと声をかけましょう．

呼気の後半は努力非依存性なので，勢いよく吐くよりも，最後まで吐き切ってもらうことを意識します．

❽ プラトーを確認し，終了します

2秒以上呼気量が変化しない（モニター上で努力呼気曲線が水平状態となる）ことを確認します．

閉塞性換気障害があるとわずかな呼気が続くことがありますが，15秒を超えたら終了します．

「お疲れ様でした」と声をかけるとともに，顔色や呼吸状態などに変化がないか確認します．

7. 妥当性の確認

測定後に以下の3点をチェックして検査の妥当性を確認します．測定結果が妥当でない場合には，何がよくなかったのかを被検者にわかるように説明し，検査を繰り返します．

❶ フローボリューム曲線のパターン

呼気努力の不足によるピークの欠如や遅れ，咳や声もれなどのアーチファクト，声門閉鎖による呼気中断などがみられる場合は妥当な測定といえません．

❷ 呼気開始が良好であること

外挿気量（extrapolated volume）がFVCの5%または150mLのいずれか大きいほうよりも小さいことを確認します．

❸ 十分な呼気ができていること

時間−気量曲線において2秒以上のプラトーがあることを確認します．COPDなど閉塞性障害のある被検者でプラトーが得られない場合は十分な呼気時間（6秒以上で被検者が呼気を持続できなくなるまで）があることを確認します．

先に肺活量（VC）を測定している場合は，air trapping index（ATI）も参考にします．閉塞性パターンがないのにATIが5％を超える場合は呼気が不十分な可能性があります．またVCよりもFVCが5％以上大きくなる場合は，VC測定の努力不足が考えられるため，VCのほうを再検します．

1 妥当性のない不良波形の例

a）呼気が弱く，ピークがない（図15）

努力する検査であることが理解できていない場合や，恥ずかしがっている場合などに，図15のようにピークがない波形になってしまうことがあります．

再度検査の説明を行い，努力呼出の練習をするとよいでしょう．

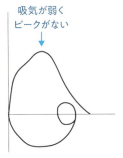

図15　不良波形の例（呼気が弱い）

b）咳が出てしまった（図16）

呼出の途中で咳が出てしまい，流量に揺れが見られる波形になってしまうことがあります．

部屋と外部の温度・湿度の差によって咳が誘発されている可能性もありますので，部屋の環境に馴染んでから検査を施行する，またはうがいなどをしてもらうことで，咳を抑えられることがあります．

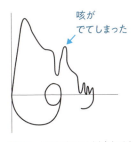

図16　不良波形の例（咳が出た）

c）努力不足（図17）

著しく努力度が低下していると，流量が大きく低下したり，咳をしたときのように揺れがみられる波形になってしまいます．

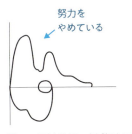

図17　不良波形の例（努力不足）

d）努力不足：気管支喘息の場合（図18）

気管支喘息の場合は下行脚が下に凸になることは先述したとおりですが，このために波形のピークはスパイク状に尖った形となるはずです．しかしながら，図18ではピークが丸まっており，努力不足が疑われます．

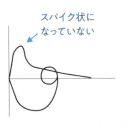

図18　不良波形の例（努力不足，喘息の場合）

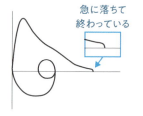

図19 不良波形の例(最後まで吐ききれていない)

e) 最後まで呼出ができていない (図19)

努力不足や声門が閉じることなどにより，十分な呼気ができないと，流量が滑らかに0にならず，急に落ちる形の波形になってしまいます．

呼気の最後ということもあり，被検者自身は努力したつもりになっている場合もあります．「もう少しだけ量が伸ばせますよ」と励ましたうえで，「『もっと吐いて』と声かけしている間は吹き続けてください」と具体的に指示をしたり，お腹に軽く手を当ててもらって力が抜けないことを意識してもらうなどするとよいでしょう．

8. 再現性の確認と結果の選択

妥当な測定結果が3つ得られたら，フローボリューム曲線のパターンを比較します．最大努力ができていれば，ほぼ同じ曲線パターンとなっているはずです．

そのうち，ピーク到達までの呼気量が少なく，ピークが高く，呼気努力の最も良好な曲線をベストカーブとし，次に良好なものをセカンドベストカーブとします．ベストカーブの決定にあたっては，FEV_1とFVCの和が大きいことも参考になります．またベストカーブとセカンドベストカーブとでFEV_1およびFVCの差が200 mL以内であることも再現性の判定材料になります．

閉塞性換気障害のある被検者では，最大努力をするより，少し弱い呼気をしたほうがFEV_1が大きくなることがあります．このような場合，ピーク到達までの呼気量がより少なく，ピークがより高いフローボリューム曲線をベストカーブとして採択します．

1 再現性が得られない場合の対応

再現性が悪い場合，採択の判断が難しい場合には，最大8回まで検査を繰り返します．この際，気管支喘息のある被検者では，努力呼気を繰り返すことで気道攣縮が起こることがあるので注意します．

❶ 2回の良好な結果に再現性がない

一般に閉塞性換気障害のある患者では測定結果のばらつきが大きくなります．また努力呼気を繰り返すと疲労や気道攣縮により，測定結果が徐々に悪くなることもあります．このように妥当性はあっても再現性が得られない場合は，再現性にこだわらず，ベストカーブを採用し，報告書に理由を記載するようにします．

❷ 良好な結果が1回しか得られない

　患者の状態や理解度，協力姿勢などさまざまな理由により1回しか妥当な結果が得られないこともあります．そのような場合には，得られた結果を採択し，理由を報告書に記載します（例：どうしても呼気の途中で声門を閉じてしまう）．

4章 肺拡散能

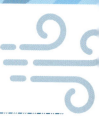

1. 肺拡散能とは

　肺拡散能検査はdiffusing capacity of the lung（DL）のことで，肺からの酸素の取り込み能力をみる検査です．肺拡散能とは，具体的にはガスが肺胞腔から血液中のヘモグロビンまで移動する能力を指し，ガス移動速度からガス拡散を規定する肺胞壁厚を推測しています．

　Fickの法則（図1）より，組織を介するガス拡散は組織の面積（A），拡散係数（D），ガス分圧の差（$P_1 - P_2$）に比例し，組織の厚さ（T）に反比例します．また拡散係数（D）はガスの溶解度に比例し，ガスの分子量の平方根に反比例します．

　単位時間に移動するガス量（$\dot{V}gas$）は次の式で表されます[1]．

$$\dot{V}gas = \frac{D \cdot A \cdot (P_1 - P_2)}{T}$$

　肺拡散能においては組織の厚さ（T）は肺胞壁の厚さを示し，間質性肺炎などの肺胞壁が肥厚する疾患では増大します．ガスは分圧が高いほうから低いほうへ移動し，ガス分圧較差が大きければ移動はより速くなります．

　知りたいのは酸素（O_2）の拡散速度ですが，O_2はもともと生理学的シャント（静脈血から動脈血への右→左シャント）がわずかに存在するため，動脈血のO_2分圧（PaO_2）により肺胞毛細血管のO_2分圧を評価するのは不正確となります．また，肺胞気のPaO_2の正確な測定も困難です．一方，二酸化炭素（CO_2）は血液溶解度が高く（O_2の21倍），肺での拡散能は非常に高いため，やはり拡散能評価には適しません．

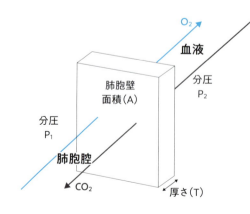

図1　Fickの法則
　ガスが接する組織の面積が広ければ広いほど，移動量は大きくなります（＝比例する）．
　ガスにかかる圧力（＝分圧の差）が大きければ大きいほど，移動量は大きくなります（＝比例する）．
　組織が厚くなると，その分ガスは移動しにくくなります（＝反比例する）．
　酸素の分圧は肺胞腔のほうが高く，血液のほうが低くなっています（$P_1 > P_2$）ので，拡散の方向は図のようになります．反対に，二酸化炭素の分圧は$P_1 < P_2$ですので，拡散の方向も逆向きとなっています．

肺拡散能の評価に適しているのは一酸化炭素（CO）です．COは拡散依存性ガス[*1]で，ヘモグロビンとの結合能が非常に高いこと（O_2の250倍），拡散能力がO_2とほぼ同程度であること（O_2と拡散係数と溶解係数が近いため．O_2の拡散能力はCOの1.23倍），もともとの血中分圧が0とみなせるためです．COの肺拡散能を diffusing capacity of the lung for carbon monoxide（$DLCO$）とよび，肺拡散能の評価に用います[2]．

$DLCO$を肺胞気量（VA）で除した値を transfer coefficient（KCO，あるいは$DLCO/VA$）とよび，単位肺胞気量あたりの拡散能を評価することができます．肺胞気量が増加する肺気腫ではVAが上昇するため，KCOの低下が$DLCO$の低下よりさらに顕著となります[3]．

> **📎 脚注＊1**
>
> **拡散依存性ガス** 拡散依存性ガスにはCO，O_2などがあり，肺胞気から肺毛細血管への移動に時間を要するため，取り込み量は拡散に規定されます．これに対して血流依存性ガスは，拡散がきわめて速く拡散を無視でき，取り込み量が肺胞血流量に依存するガスで，N_2Oなどがあります．
>
> **生理学的シャント** 酸素分圧の少ない静脈血から多い動脈血へのシャントで，健常者も有します．気管支静脈，最小心臓静脈などの解剖学的シャントと，換気血流不均衡によるシャントがあります．健常者における換気血流不均衡は，肺の下部になるほど重力の関係で肺血流が多くなり，相対的に酸素化が乏しくなるため生じます．

2. $DLCO$ と $D'LCO$

以前はスパイログラムならびに機能的残気量測定で得られた肺気量分画から求められた肺胞気量（VA）で$DLCO$を評価していましたが，その後1回呼吸法で得られる肺胞気量を$V'A$とし，求めた$DLCO$は$D'LCO$と記載するようになりました．現在は1回呼吸法で測定することが主であるため，$D'LCO$を採用しています．検査結果に$DLCO$の記載しかない場合は通常$D'LCO$を指しますが，$DLCO$の数値を記載している施設もあるため，詳細は検査室に確認が必要です．

数値は必ず$DLCO > D'LCO$となります．1回呼吸法で求めた$V'A$が，肺気量分画から得られたVAより大きい数値となるためです．これは10秒間の息止めでは必ずしも末梢の肺胞全てまで空気が行き渡らず，残気量（RV）が過大評価となるためと考えられています[4]．

3. 臨床における肺拡散能検査の意義

肺拡散能検査は，呼吸器疾患の進行度予測や治療方針決定にたいへん有用です．

1 慢性閉塞性肺疾患（COPD）

慢性閉塞性肺疾患（chronic obstructive pulmonary disease：COPD）においては，日本のガイドラインでも患者のガス交換能低下は$DLCO$低下を指標とすることが推奨されています[5]．高度に疾患が進行した患者には肺移植のほか肺容量減量手術（lung volume reduction surgery：LVRS）が検討される場合もあり，LVRS手術適応基準として%$DLCO$が含まれます（20% < %$DLCO$ < 60%）[6]．

2 間質性肺炎

間質性肺炎においてもD_{LCO}は重要な指標として用いられます．間質性肺炎の最も予後不良な病型の一つである特発性肺線維症（idiopathic pulmonaly fibrosis：IPF）において，他の呼吸機能検査の数値とともに%D_{LCO}が最も重要な予後予測因子であると報告されています[7)8)]．%D_{LCO}はIPF患者の予後予測指標のGAPモデル〔G：性別（gender），A：年齢（age），P：生理学検査（2 lung physiology variables，FVC & D_{LCO}）〕[9)]やそれをアジア人に適するように改変した修正GAPモデル[10)]の因子として用いられ，さらに抗線維化薬の治療効果判定基準（D_{LCO}の改善15％以上）[11)]としても推奨されています．IPF以外の間質性肺炎にも%D_{LCO}が予後予測因子として有用です．

高度に疾患が進行した患者には肺移植が検討されます．日本では間質性肺炎患者の肺移植検討のタイミングとしてD_{LCO}の相対的減少15％以上，肺移植登録についてはD_{LCO}減少15％以上が，それぞれ目安項目の一つとして推奨されています[12)]．

3 気腫合併肺線維症（CPFE）

また肺拡散能検査は，通常の肺活量検査のみでは得られない有益な情報をもたらすことがあります．一般にCOPD（特に気腫型）の患者では肺気量は増大し，閉塞性換気障害のためFEV_1は低下します．間質性肺炎では逆に拘束性換気障害を来すため肺気量は低下し，FEV_1は増加する方向に働きます．しかしこれら両方の病態を併せ持つ気腫合併肺線維症（combined pulmonary fibrosis and emphysema：CPFE）では両者の作用が相殺され，見かけ上VC，FEV_1/FVC低下が軽度あるいは正常となる場合があります．このような症例では肺拡散能を測定すると著明に低下していることがあります[13)]．D_{LCO}低下はCPFEの予後不良マーカーの一つとして報告されています[14)]．

4 診断の補助としての意義

また，肺拡散能検査は診断の補助としても有用です．一般診療で見逃されがちな肺高血圧症患者では著明にD_{LCO}が低下し，診断に繋がることがあります．肺高血圧症は肺疾患に合併することもあり，肺疾患の進行度から予想される値よりさらに低値だった場合に疑います[15)]．またヘモグロビン値が低下する貧血ではD_{LCO}が低下，肺胞内に出血する肺胞出血では逆に高値となるため，これも診断の補助となります．これらの疾患ではD_{LCO}値の変動で貧血や出血の程度をある程度推測することも可能です．

5 手術前検査

拡散能検査は手術前検査においても有意義です．特に肺を切除する肺癌手術では術後の肺容積減少により呼吸機能低下が予測され，さらに術中の分離肺換気に耐えうる呼吸機能

を有するかも判断する必要があります．肺癌手術の術前検査では，労作時息切れ・画像上びまん性間質性変化・喫煙歴・COPD・ほか呼吸器併存疾患を有する場合には通常の肺活量検査に加えて肺拡散能検査の施行が有用であると報告され[16) 17)]，日本のガイドラインでも推奨されています[18)]．IPF患者においても，COPDを有しない，あるいは肺活量が正常の患者でも％D_{LCO}と肺切除後の呼吸器関連合併症発生率は相関したと報告されています[19)]．また心移植前の精査において，日本のガイドラインではアミオダロン*2投与中の場合は％D_{LCO}の測定が推奨されています[20)]．しかし重症心不全患者では，心移植の有無を問わず呼吸機能検査の手技自体が非常に大きな身体負荷となり，検査中に致死的不整脈を起こすこともあるため，実臨床では通常の肺気量分画検査ですら行わず動脈血液ガスで代用することもよくあります．D_{LCO}を測定した場合は，低下していることが一般的と考えられます．理由として心拍出量低下による肺循環血液量低下のほか，心拡大や心不全に伴う胸腔内液体貯留による肺容量やコンプライアンスの低下（拘束性換気障害）や，肺毛細血管膜の膜コンダクタンスの変化によるものも影響を与えているとする考察もあります[21)]．

脚注＊2
アミオダロン　抗不整脈薬．副作用として薬剤性間質性肺炎を発症することがあり，投与中は注意が必要です．

4. 検査方法

1 検査開始前準備，精度管理

a）検査開始前準備

検査室に入室したら，まず身長と体重を測定するとよいでしょう．予測式の推測に必要となります（後述）．

肺拡散能には測定結果に影響を与えてしまう因子が複数あり，注意が必要です．

煙草の煙にはCOが含まれ，相対的な貧血（還元型ヘモグロビンの低下）を来してD_{LCO}が低下するため，検査前24時間の喫煙は避けることが推奨されています．重喫煙者では実際より低値に測定されるため，測定値の解釈に注意する必要があります．また貧血，多血症などヘモグロビン値の変動が予測される病態では後述のように検査日と近いヘモグロビン値で補正する必要があります．

また食直後は消化管への循環血液が増加して肺血流量が減少するため，D_{LCO}が低下するとされます．よって食後2時間以上経過してからの検査施行が推奨されています．

一方，運動後は心拍出量増大によりD_{LCO}が上昇するため，5分以上の安静後の測定が推奨されます．

忙しい外来ではなかなか難しい場合も多いですが，本来はこれらについて，医師（あるいは看護師）があらかじめ患者に説明しておくのが望ましいでしょう．肺拡散能を測定する患者では必然的に呼吸器疾患を有する，あるいは疑われる患者が多くいます．24時間の禁煙

をできず，正直に申告してもらえない場合もあるので，結果の解釈に注意します．

酸素吸入をしている患者では，酸素投与を5分以上中止してから検査を行うことが望ましいです．高流量の酸素を吸入しており中止が難しい場合には吸入しながら行う場合もありますが，参考値となります．医師はあらかじめ酸素中止の可否をオーダーに記載するのが望ましいです．技師が現場で中止をしてもよいか判断に悩む場合は，医師に確認を取りましょう．

b) 精度管理

表1　精度管理の頻度

気流量計測のゼロ点補正	各検査前に
ガス濃度計測機器のゼロ点補正	各検査前後に
容量較正確認	毎日
同一健常者による精度管理	毎週
較正シリンジによるD_{LCO}の確認	毎週
較正シリンジによるガス漏洩検査	毎月
較正シリンジによる直線性の確認	毎月

（日本呼吸器学会肺生理専門委員会呼吸機能検査ハンドブック作成委員会，編．呼吸機能検査ハンドブック．東京：日本呼吸器学会，2021より転載）

下記の項目について，推奨された頻度（**表1**）で機器の精度確認を定期的に行います．機器のリーク（蛇管，サンプリングバッグなどの穴あきなど）は測定に影響してしまうため，すべてゼロにする必要があります．回路内のCO_2を吸着するソーダライム，H_2Oを吸着するシリカゲルも定期的に交換します（pHや吸湿により色が変わる製品はそれを目安とし，それぞれ適切なタイミングで新品と交換します）．4種混合ガスボンベを交換した際は，機器設定でボンベに記載された実際のガス濃度を入力し直し，新たに較正が必要です．蛇管は定期的に洗浄消毒します．また，呼吸機能検査機器は感染を媒介し得ます．特にコロナウイルス流行後では院内の感染対策方針が見直されていることも多いので，最新の指針に則って洗浄や管理を行いましょう．測定機器や，後述の較正シリンジ自体の点検もメーカー指定の頻度（年1回程度）で行います．

❶気量較正

肺拡散能測定には混合ガスの吸気量（VI）が必要です．4種混合ガスを用いて較正を行います．機器の設定画面から行い，コンピュータにより自動的に較正されます．

❷ガス分析計較正

ゼロ較正を行います．これも機器設定でコンピュータにより自動的に較正されます．前述のように呼気中のCO_2，H_2Oがガス分析に影響するため，吸収剤は定期交換が必要です．CO_2の吸収が不十分だとHe濃度が低くなり，D_{LCO}が実際より高値になります．

❸希釈度較正

これは手動で行う必要があります．正常肺気量を模した3Lの較正シリンジを接続し，実際の検査での吸気・呼気と同様に動かしながらD_{LCO}値を測定します．まず1回換気量の0.5L程度ずつ何度かシリンジを往復させ（安静呼気位），次に押し込み（最大呼気位），一気に引いて，10秒間維持（最大吸気位で息こらえ）した後一気にシリンジを押し込みます（最大呼気）．較正シリンジ内では拡散が起こらないことよりD_{LCO}値は必ず0となるのでそれを確認します．また最大吸気がシリンジ容量の±3%以内，HeとCOの希釈率比が1±0.04以内となることを確認します（希釈率の比でなく差分で確認して

いる施設もあります).

健常者による精度確認も毎週行い，$D_{L_{CO}}$値変動が10%以下であることを確認します．10%以上であれば再検し，2回施行しても同様の場合は回路のリークなどの可能性を考慮します．

2 検査方法

検査方法には主に1回呼吸法（single breath法）と，息こらえを要しない連続呼気採取法（intrabreath法）が知られています．世界的標準として確立されているのは1987年に発表された1回呼吸法であり[23]，現在国内のほとんどの施設で用いられています．以下，改訂された米国胸部疾患学会（American Thoracic Society：ATS）のガイドライン[24]に則って，1回呼吸法での測定について説明します．

1回呼吸法では，まず被検者に坐位の状態でマウスピースを咥えた状態で数回安静換気をさせます．次に最大呼気位まで息を吐き切ってから4種混合ガス（CO 0.3%，He 10%，O_2 21%，その他はN_2）を最大吸気位まで一気に吸入させ，10秒間の息こらえの後に初めの750 mLを破棄して（washout volume），0.5〜1.0Lの肺胞気を採取します（sampling volume）．

ここで，最大呼気の際にCOが残気量に相当する空気で希釈されるため，肺で拡散しないHeを希釈率の計算に用います．

また，後述のように予測値と比較するため，年齢・性別のほかに身長，用いる予測式によっては体表面積が必要です．検査前に検査室で身長・体重を測定してから開始するとよいでしょう．

測定後，下記の式により$D_{L_{CO}}$を算出します（実際の測定では機器が自動的に算出します）．

$$D_{L_{CO}} = \frac{(V_A \times 60)}{(PB - 47) \times B.H.T} \times \log_e \frac{FE_{He} \times FI_{CO}}{FI_{He} \times FE_{CO}}$$

|V_A：肺胞気量，FE_{He}：呼気He濃度，FI_{He}：吸気He濃度，FE_{CO}：呼気CO濃度，FI_{CO}：吸気CO濃度，PB：大気圧（Torr），B.H.T (breath holding time)：息こらえ時間（秒）|

3 実際の検査手順

検査前に被検者に検査手順を説明します．

具体的には，「肺からの酸素の取り込みを調べる検査です．まず何回か普通の呼吸をし，『吐いて』と声をかけたら息を全部吐き切ってください．吐き切ったらまた声をかけるので，次は目一杯息を吸って，そこから10秒間息をこらえてください」などと説明するとよいでしょう．

Mini Memo

1回呼吸法の検査手順

普段の安静呼吸を数回行った後，
最大呼気位まで息を吐く
↓
4種混合ガスを最大吸気位まで吸う
↓
10秒間息こらえ
↓
一気に最大呼気位まで息を吐く
↓
呼気中のガスを測定

❶ マウスピースを咥えてもらい，ノーズクリップを装着する
- 背筋を伸ばし正しい姿勢で座ってもらい，で測定ユニットの手すりを両手で掴んでもらいます．
- 測定ユニットの高さを微調整し，自然な顔の角度でマウスピースが咥えられるようにします．
- 口角など，マウスピースからリークがないことを確認します．

❷ 普段の安静呼吸を数回行わせる
- 「楽にして普通の呼吸をしてください」と声かけ．
- 3回以上記録し，1回換気量と安静呼気位の位置などから，安静時呼吸が安定してできていることを画面で確認します．

❸ （呼気に入るタイミングで）最大呼気位まで息を吐かせる
- 「全部吐いて！」と声かけ．
- 最大呼気位のプラトーを画面で確認します．

❹ （最大呼気を確認したら）4種混合ガスを最大吸気位まで吸わせる
- 「大きく全部吸って！」と声かけ．

❺ （最大吸気を確認したら）10秒間息こらえ
- 「はい，息を止めて！」「あともう少し！」などと声かけ．
- 多くの機器では画面に残り時間がカウントダウン表示されます．「あと5秒！ 頑張って！」などと伝えるのも患者の協力が得られやすくなりよいでしょう．
- マウスピースやノーズクリップ，回路から息漏れがないか注意します．
- 極端な力みがないことを確認（胸腔内圧の変動を避けるため，患者の肩に手を添えるとわかりやすくなります）．
- 機器に10秒間のカウントダウンが表示されます．

❻ （10秒息こらえしたら）一気に最大呼気位まで息を吐かせる
- 「一気に吐いて！」と声かけしましょう．

気管支喘息，COPDなどの閉塞性肺疾患のある患者では，最後の呼気の際に強制呼出より少しゆっくり呼出してもらうとよいでしょう[4]．これは，強制呼出ではair trapping（空気とらえこみ）で気管支が閉塞して呼出に時間がかかるようになってしまうためです．

検査終了後は，COとHe濃度測定終了までタイムラグがあるため，測定終了まで待って結果を確認します．検査終了時，または苦しそうな場合などは適宜「大丈夫ですか？」などと声をかけ，患者の状態を確認しましょう．

特に呼吸器疾患や低酸素血症のある患者にとって呼吸機能検査は大きな身体的負担となり，そもそも検査施行が困難と判断されオーダーされないこともあります．また，施行で

きた患者でも検査後にしばしば息切れや咳嗽が一時的に悪化することがあります．気胸の既往歴のある患者では怒責により胸腔内圧の急激な変動が生じて気胸が再発することもあるので注意が必要です．状況に応じて経皮的酸素飽和度を測定したり，検査前に酸素吸入をしていた患者では早期に酸素投与を再開します．

　患者の状態を正確に評価するため，適切に検査ができていないと判断した場合は，その場で説明のうえやり直しを行うことが望ましく，実際によくあるでしょう．しかし，検査による患者の身体的負担が大きいと精神的負担にもなり，その後必要時に検査再施行の同意を得ることが難しくなる場合もあります．実際に，「本当につらかったのでもう2度と検査しないでほしい」と訴える患者に時々遭遇します．特に肺拡散能検査を施行する場合は，その前に通常の肺活量測定や機能的残気量測定も行っていて検査時間が長くなっていることが多いです．検査後は「お疲れ様でした，大変でしたね，頑張りましたね」などと優しく声をかけ，患者の心理面のケアにも気を配ることが重要です．医師側は検査をオーダーする前に拡散能検査が本当に必要なのか吟味し，検査後は「頑張っていただいたので今の状態がしっかりわかりましたよ」などと伝えるとよいでしょう．

　息こらえ開始と終了のタイミングはOgilvie[25]，Jones and Meade[26]，Epidemiology Standardization Project（ESP）[27]など過去にさまざまな方法が提案されており（図2），現在多くの機器でいずれかを選択できるようになっています．再現性がよいのはJones and Meade法といわれており[28]，1995年のATSの標準法としても推奨されています[29]．古い機器ではOgilvie法の設定となっているものもあり，長年Ogilvie法で測定していた施設では，

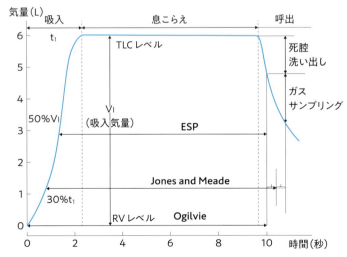

図2　息こらえ時間設定
　Ogilivie法：吸気開始からサンプル回収開始まで．
　Jones and Meade法：吸気時間の30％からサンプル回収時間の中央まで．
　Epidemiology Standardization Project（ESP）：吸気時間の50％からサンプル回収開始まで．
（日本臨床衛生検査技師会．呼吸機能検査技術教本．東京：じほう，2016を参考に作成）

以前の測定値との比較のため，そのまま採用していることもあります．

　最初の呼気は死腔ガスの混入割合が多いため，washout volumeとして最初の750mLを破棄します．VCが2L未満などの場合は破棄量を500mL程度に減らしてよいとされており，そのように設定可能な機器もあります．VC 1L未満の高度拘束性換気障害では基本的に測定不可となりますが，機器によっては参考値として測定可能な場合もあります．初回検査で参考値としてでも肺拡散能の測定が望ましいと判断した場合などでは，さらに少量だけ破棄量を減らしてみることもあります．いずれの場合も報告書への記載が必要です．

　現在一般的に用いられる1回呼吸法（図3）と異なり，連続呼気採取法は10秒間の息止めや最大速度での呼出が不要で，1回呼吸法で測定できない低肺機能患者でも測定可能な場合があります．しかし現在国内で連続呼気採取法を測定できる施設はほとんどありません．もし測定可能であれば上記のような場合で検討してもよいかもしれませんが，1回呼吸法と測定法が異なるため数値の解釈には注意が必要です．両者を比較した日本の報告では，正常者と軽中等症の閉塞性換気障害では測定値の有意差はなかったものの，重度閉塞性換気障害および拘束性換気障害では連続呼気採取法のほうが低値となっています[30]．

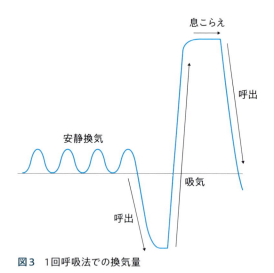

図3　1回呼吸法での換気量

4 妥当性，採択基準

検査の妥当性は，
　①吸気が4秒以内に終了
　②VCあるいはFVCの90％以上を吸入している
　③息こらえが安定していて回路からの息漏れがなく，息こらえ時間が9〜11秒の間
　④4秒以内に呼出が終了し

⑤washout volume が500〜750 mL，sampling volume 500〜1,000 mL

です．高度呼吸機能低下患者や，息こらえが不十分であると測定不可能な場合があります．また特に呼吸器疾患や気道過敏性のある患者では測定手技中に咳嗽が起きてしまうと評価困難なため，再検が望ましいでしょう．

1回での測定が望ましいですが，2回測定する場合は，肺内のガス洗い出しのため深呼吸をさせた後5分間以上空けてから再検します．

2回計測した数値の誤差が2 mL/分/Torr以内であった場合，再現性があるとみなしこれ以上反復してもよりよいデータが得られない可能性を考慮します．計測を繰り返すと一酸化炭素ヘモグロビン（COHb）が増加してしまうため，検査施行回数の上限は4回が推奨されていますが[24]，できるだけ少ない回数が望ましいです．

a）測定値の補正

ヘモグロビン値の異常が見られる病態では測定値に補正が必要です．例えば，血清ヘモグロビン値が低下する貧血ではD_{LCO}は低下します．

貧血時の補正式は，男性のヘモグロビン正常値を14.6 g/dL，女性を13.4 g/dLとし，

$$男性：補正 D_{LCO} = D_{LCO} \times \frac{10.22 + Hb}{1.7 \times Hb}$$

Hb：ヘモグロビン値

$$女性：補正 D_{LCO} = D_{LCO} \times \frac{9.38 + Hb}{1.7 \times Hb}$$

が用いられています[24]．妊婦でも循環血漿量増加による血液希釈のため数値上貧血となり補正が必要ですが，酸素需要増大に応えるため1回心拍出量は増加し[31]，肺循環ヘモグロビン量はむしろ増加するとされるため，結果解釈に注意が必要です．

ヘモグロビン値が上昇する多血症ではD_{LCO}は上昇します．また高地での測定ではO_2分圧が低下してヘモグロビンのCO結合能が上昇するため，D_{LCO}は上昇します．高地測定時の補正式は，

$$補正 D_{LCO} = D_{LCO} \times (0.505 + 0.00065 \times P_B) \qquad P_B：大気圧（Torr）$$

が用いられています[24]．

5 結果の評価

実際の臨床では測定値を予測値のパーセント値で表した%D_{LCO}，%K_{CO}を主に参考にすることが多く，それぞれ80％以上を正常と判定します．

前回検査値がある場合はそれも参照し，検査が上手くできているかも判断します．適切に測定したにもかかわらず，D_{LCO}が前回より10％以上または3 mL/分/Torr以上変動した場合は有意な変化と解釈します．

表2 D_{LCO} の予測式（1回呼吸法）

報告者	症例数	性別	予測式
Burrows (1961)	135 (男性＋女性)	男性	$15.5BSA - 0.238a + 6.8$
		女性	$15.5BSA - 0.117a + 0.5$
Cotes (1969)		男性	$(0.109h - 0.067a - 5.89) \times 2.986$
		女性	$(0.071h - 0.054a - 0.89) \times 2.986$
金上 (1961)	39 (男性＋女性)	男性／女性	$(24.85 - 0.225a) \times BSA$
西田 (1976)	365 (男性＋女性)	男性	$\dfrac{(20.6 - 0.086a) \times h}{100}$
		女性	$\dfrac{(15.6 - 0.038a) \times h}{100}$
日本人の新予測式 (2023)	562 (男性＋女性)	男性	$\exp[-3.34176 + 1.49420 \times \log_e h - 0.28185 \times \log_e a + Mspline]$
		女性	$\exp[-3.39528 + 1.39955 \times \log_e h - 0.17617 \times \log_e a + Mspline]$

BSA：体表面積，a：年齢，h：身長，exp：自然指数，Mspine：年齢による共変数．

表3 K_{CO} の予測式（1回呼吸法）

報告者	性別	予測式
Burrows (1961)	男性／女性	$6.49 - 0.00298a$
Cotes (1969)	男性	$6.38 - 0.035a$
	女性	$5.90 - 0.008a$
西田 (1976)	男性	$6.50 - 0.031a$
	女性	$6.60 - 0.023a$
日本人の新予測式 (2023)	男性	$\exp[-5.02745 - 0.44622 \times \log_e h - 0.26333 \times \log_e a + Mspline]$
	女性	$\exp[-6.23306 - 0.73118 \times \log_e h - 0.20201 \times \log_e a + Mspline]$

a：年齢，h：身長，exp：自然指数，Mspine：年齢による共変数．

a) 予測式（表2，3）

D_{LCO}，K_{CO} の基準値について，国内ではBurrows[32]，Cotes，西田[33]，金上の予測式が主に使用されています．一般的に用いられているBurrowsの式は高齢男性で低値となる傾向があり，パーセント値は過大評価になります．いずれの予測式も古く現代人の体格との乖離が懸念され新たな基準が望まれていましたが，2023年に日本人での新予測式が提唱されました[34]．

b) 拡散能の結果と病態の推測（表4, 5）

肺拡散能検査の結果からさまざまな病態・疾患を推測することが可能です.

D_{LCO}が低下する主な病態としては，以下が挙げられます.

❶ ガス拡散距離の増加

間質性肺炎などの間質性病変では肺胞壁が厚くなりガス拡散が障害されるためD_{LCO}が低下します. また肝肺症候群では肺毛細血管床が弛緩し，D_{LCO}が低下します.

❷ ガス拡散面積の減少

COPD（肺気腫）などでは肺胞壁破壊により肺胞面積が減少し，D_{LCO}が低下します. 他には無気肺，肺切除などでも同様に低下します.

❸ 肺血流量の低下

心不全で心拍出量低下を来した場合，COPD（肺気腫），間質性肺炎，肺高血圧症，肺血栓塞栓症などの肺毛細血管床の減少を起こす疾患では肺血流量が低下し，肺循環ヘモグロビン量が減少するためD_{LCO}が低下します.

❹ 赤血球因子

貧血では肺循環ヘモグロビン量が減少するためD_{LCO}が低値となるので，ヘモグロビン値による補正が必要です（前述）. 喫煙，CO中毒ではCOHbが増加しO_2と結合可能な還元型ヘモグロビンが減少するためD_{LCO}が低値となります.

D_{LCO}が上昇する病態としては，肺胞出血，赤血球増多症などが挙げられます. 心不全，気管支喘息発作でも軽度の肺うっ血になりD_{LCO}が上昇することがあります.

表4　D_{LCO}が低下する主な病態

ガス拡散面積の減少	・肺胞面積の減少〔COPD（肺気腫）など〕 ・肺水腫（心不全，重症感染症，重症外傷などに伴う） ・無気肺（粘液栓や気管支周囲病変による気管支閉塞，脊椎側弯や胸水貯留，占拠性病変などによる肺の圧排） ・肺切除後（肺癌，肺結核など）
ガス拡散距離の増加	・肺胞壁厚の増加（間質性肺炎などの間質性病変） ・肺毛細血管の拡張（肝肺症候群）
肺血流量の低下	・心拍出量の低下（心不全など） ・肺血管床の減少〔COPD（肺気腫），間質性肺炎，肺高血圧症，肺血栓塞栓症，肺門部腫瘍による肺動脈狭窄・閉塞など〕
赤血球因子	・貧血（血液疾患，出血，炎症性疾患，妊娠など） ・COHbの増加（喫煙，CO中毒） ・異常ヘモグロビン症（鎌状赤血球症など） ・高地

（日本呼吸器学会肺生理専門委員会，編. 呼吸機能検査ガイドライン. 東京：メディカルレビュー社，2004. 田口善夫，羽白高，柴田正慶. ココが知りたい!! スパイロメトリーの基本と秘訣! 東京：克誠堂出版，2010を参考に作成）

表5　D_{LCO}が上昇する主な病態

・軽度の肺うっ血（気管支喘息発作，心不全，僧帽弁狭窄症の初期など） ・肺胞出血 ・赤血球増多症

＊文献

1) West JB, Lucks AM（桑原一郎，訳）．ウエスト呼吸生理学入門：正常肺編（第2版）．東京：メディカル・サイエンス・インターナショナル，2021.
2) Krogh M. The diffusion of gases through the lungs of man. *J Physiol* 1915; **49**: 271–300.
3) Shimizu K, Konno S, Makita H, et al. Transfer coefficients better reflect emphysematous changes than carbon monoxide diffusing capacity in obstructive lung diseases. *J Appl Physiol (1985)* 2018; **125**: 183–9.
4) 日本臨床衛生検査技師会．呼吸機能検査技術教本．東京：じほう，2016.
5) 日本呼吸器学会COPDガイドライン第6版作成委員会，編．COPD（慢性閉塞性肺疾患）診断と治療のためのガイドライン第6版2022．東京：日本呼吸器学会，2022.
6) 日本呼吸器学会COPDガイドライン第2版作成委員会，編．COPD（慢性閉塞性肺疾患）診断と治療のためのガイドライン（第2版）．東京：メディカルレビュー社，2004.
7) Jeon K, Chung MP, Lee KS, et al. Prognostic factors and causes of death in Korean patients with idiopathic pulmonary fibrosis. *Respir Med* 2006; **100**: 451–7.
8) Natsuizaka M, Chiba H, Kuronuma K, et al. Epidemiologic survey of Japanese patients with idiopathic pulmonary fibrosis and investigation of ethnic differences. *Am J Respir Crit Care Med* 2014; **190**: 773–9.
9) Ley B, Ryerson CJ, Vittinghoff E, et al. A multidimensional index and staging system for idiopathic pulmonary fibrosis. *Ann Intern Med* 2012; **156**: 684–91.
10) Nishikiori H, Chiba H, Lee SH, et al. A modified GAP model for East-Asian populations with idiopathic pulmonary fibrosis. *Respir Investig* 2020; **58**: 395–402.
11) Raghu G, Collard HR, Egan JJ, et al. An official ATS/ERS/JRS/ALAT statement: idiopathic pulmonary fibrosis: evidence-based guidelines for diagnosis and management. *Am J Respir Crit Care Med* 2011; **183**: 788–824.
12) 日本呼吸器学会肺移植検討委員会．委員会報告「肺移植紹介のタイミング」．URL：https://www.jrs.or.jp/activities/reports/lung_transplantation.html
13) Akagi T, Matsumoto T, Harada T, et al. Coexistent emphysema delays the decrease of vital capacity in idiopathic pulmonary fibrosis. *Respir Med* 2009; **103**: 1209–15.
14) Schmidt SL, Nambiar AM, Tayob N, et al. Pulmonary function measures predict mortality differently in IPF versus combined pulmonary fibrosis and emphysema. *Eur Respir* J 2011; **38**: 176–83.
15) 日本肺高血圧・肺循環学会．肺高血圧症診療ガイドライン2022．千葉：Smart119，2022.
16) Kallianos A, Rapti A, Tsimpoukis S, et al. Cardiopulmonary exercise testing (CPET) as preoperative test before lung resection. *In Vivo* 2014; **28**: 1013–20.
17) Benzo R, Kelley GA, Recchi L, et al. Complications of lung resection and exercise capacity: a meta-analysis. *Respir Med* 2007; **101**: 1790–7.
18) 日本呼吸器外科学会．肺癌手術症例に対する術前呼吸機能検査のガイドライン．2021．URL：http://www.jacsurg.gr.jp/committee/riskappraisal.pdf
19) Ferguson MK, Gaissert HA, Grab JD, et al. Pulmonary complications after lung resection in the absence of chronic obstructive pulmonary disease: the predictive role of diffusing capacity. *J Thorac Cardiovasc Surg* 2009; **138**: 1297–302.
20) 日本循環器学会，日本心臓病学会，日本心臓血管外科学会，ほか．2016年度版：心臓移植に関する提言．2016．URL：https://www.j-circ.or.jp/cms/wp-content/uploads/2020/02/JCS2016_isobe_h.pdf
21) Mettauer B, Lampert E, Charloux A, et al. Lung membrane diffusing capacity, heart failure, and heart transplantation. *Am J Cardiol* 1999; **83**: 62–7.
22) 日本呼吸器学会肺生理専門委員会呼吸機能検査ハンドブック作成委員会，編．呼吸機能検査ハンドブック．東京：日本呼吸器学会，2021.
23) Americana Thoracic Society. Single breath carbon monoxide diffusing capacity (transfer factor). Recommendations for a standard technique. Statement of the American Thoracic Society. *Am Rev Respir Dis* 1987; **136**: 1299–307.
24) Graham BL, Brusasco V, Burgos F, et al. 2017 ERS/ATS standards for single-breath carbon monoxide uptake in the lung. *Eur Respir J* 2017; **49**: 1600016.
25) Blakemore WS, Forster RE, Morton JW, et al. A standardized breath holding technique for the clinical measurement of the diffusing capacity of the lung for carbon monoxide. *J Clin Invest* 1957; **36**: 1–17.
26) Jones RS, Meade F. A theoretical and experimental analysis of anomalies in the estimation of pulmonary diffusing capacity by the single breath method. *Q J Exp Physiol Cogn Med Sci* 1961; **46**: 131–43.
27) Ferris BG. Epidemiology standardization project (American Thoracic Society). *Am Rev Respir Dis* 1978; **118**: 1–120.
28) Macintyre N, Crapo RO, Viegi G, et al. Standardisation of the single-breath determination of carbon monoxide uptake in the lung. *Eur Respir J* 2005; **26**: 720–35.

29) American Thoracic Society. Single-breath carbon monoxide diffusing capacity (transfer factor). Recommendations for a standard technique: 1995 update. *Am J Respir Crit Care Med* 1995; **152**: 2185–98.

30) 鈴木勉, 吉見格, 植木純, ほか. 連続呼気採取法（intrabreath法）による肺拡散能の測定. 日呼吸会誌 2005; **43**: 347–53.

31) 日本循環器学会, 日本産科婦人科学会. 心疾患患者の妊娠・出産の適応, 管理に関するガイドライン（2018年改訂版）. 2019. URL: https://www.j-circ.or.jp/cms/wp-content/uploads/2018/06/JCS2018_akagi_ikeda.pdf

32) Burrows B, Kasik JE, Niden AH, et al. Clinical usefulness of the single-breath pulmonary diffusing capacity test. *Am Rev Respir Dis* 1961; **84**: 789–806.

33) 西田修実, 瀬分典雄, 神辺真之, ほか. "健康者" の肺機能とその予測式 その4 成人の肺気量分画. 臨床病理 1976; **24**: 837–41.

34) Hanaoka M, Wada Y, Goto N, et al. Referential equations for pulmonary diffusing capacity generated from the Japanese population using the Lambda, Mu, or Sigma method and their comparisons with prior referential equations. *Respir Investig* 2023; **61**: 687–97.

35) 日本呼吸器学会肺生理専門委員会, 編. 呼吸機能検査ガイドライン. 東京: メディカルレビュー社, 2004.

36) 田口善夫, 羽白高, 柴田正慶. ココが知りたい!! スパイロメトリーの基本と秘訣! 東京: 克誠堂出版, 2010.

5章 その他の検査

1. 喘息の検査 1) 気管支拡張薬反応性検査(気道可逆性検査)

1. 気道可逆性とは

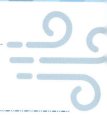

Mini Memo
気道可逆性とは？
気管支拡張薬によって閉塞性換気障害が改善したか(吐き出ししやすくなったか)．気管支拡張薬の反応性を数値化したもの．
※気流閉塞の可逆性ではないので注意！

気管支喘息は，可逆性の気道狭窄・気道炎症・気道過敏性を主徴とする疾患です[1]．喘息やCOPDなどのいわゆる閉塞性換気障害を呈する疾患は，基本的には吸えない疾患ではなく，吐き出せなくなる疾患です．その中で気道可逆性とは，気管支拡張薬吸入後に閉塞性換気障害が有意に改善することを意味し，気管拡張薬の使用により吐き出しやすくなるということを数値化したもので，喘息の診断や治療効果判定に用いられます．必ずしも喘息に特異的な所見ではありませんが，喘息診療において重要な検査の一つとなります．

ただし，2021年に欧州呼吸器学会／米国胸部疾患学会(European Respiratory Society/American Thoracic Society：ERS/ATS)タスクフォースが発表した肺機能検査結果の解釈に関する声明では，気管支拡張薬に対する反応性の概念を「気流閉塞の可逆性」と混同してはならないとしており，気道可逆性は，「気管支拡張薬投与後の気流制限の消失」すなわち肺機能の正常化を意味するものであり，以前は「気道可逆性検査」と称されていた気管支拡張薬投与後の肺機能の改善をみるための検査は「気管支拡張薬反応性検査」とよぶことが推奨されました[2]．

2. 検査の意義と適応

気管支喘息診断において気管支拡張薬反応性の証明は重要な根拠となります．ただし，気管支拡張薬反応性は健康な方やCOPDをはじめとする閉塞性換気障害を呈する患者でもしばしば認められるため，「気管支拡張薬反応性の存在＝気管支喘息の診断」には繋がらないことには留意する必要があります．また，気管支喘息は安定期には気管支拡張薬の効果が確認できない場合があるため，気管支拡張薬への反応性が認められないということで気管支喘息を否定する根拠にもなりません．気管支拡張薬反応性検査はあくまで喘息診断における有用な検査の一つでしかなく，他の臨床所見や検査所見を加味して気管支喘息の診断

表1 気管支拡張薬反応性検査の喘息の診断精度

	感度（%）	特異度（%）
気管支拡張薬前後のFEV$_1$の変化量（⊿FEV$_1$）12%以上かつ200mL以上	17～65%	61～81%
気管支拡張薬前後のFEV$_1$の変化量（⊿FEV$_1$）15%以上かつ200mL以上	69%	55～71%

（National Institute for Health and Care Excellence. Asthma：diagnosis and monitoring of asthma in adults, children and young people. London: NICE, 2017 より作成）

を付けることが必要となります。一般に気管支拡張薬反応性検査は，感度（喘息であれば陽性である確率）は低いですが，特異度（喘息でなければ陰性である確率）の高い検査となります（**表1**）[3].

気管支拡張薬反応性検査は，喘息の診断が付いている患者における喘息コントロール状況を把握するツールとしては有用です。自覚症状のない若年成人喘息患者を対象に気道狭窄の指標として気管支拡張薬反応性検査を施行したところ，23.9%が陽性であり，自覚症状のみで喘息をコントロールすることの難しさを示しています[4].

気管支拡張薬反応性検査は，短時間作用型β_2刺激薬（short-acting β_2 agonist：SABA）あるいは短時間作用型抗コリン薬（short-acting muscarinic antagonist：SAMA）の吸入投与後に気道閉塞が改善するかどうかをみる検査であるため，肺機能検査が行える施設であれば，どの施設でも実施可能です。大きな問題となる副作用の出現頻度は少ないのですが，頻脈・頭痛・手指振戦・消化器症状など気管支拡張薬投与に伴う副作用の出現には注意を要します。

3. 負荷薬物の選択

気管支拡張薬反応性検査で用いる吸入気管支拡張薬は，SABAとSAMAの2種類に大別されます。気管支喘息における気管支拡張効果は，β_2刺激薬が強いとされているため，SABAを用いることが一般的であり，日本アレルギー学会の『喘息予防管理ガイドライン』や日本喘息学会の『喘息診療実践ガイドライン』でもSABAを用いることが推奨されています（**表2**）[5)6].

4. 検査の実際と結果の解釈（表3）

気管支拡張薬反応性検査を施行するにあたっては，検査結果に影響を与える薬物を一定期間中止とした後のFEV$_1$値を基準値として測定することが必要です（**表4**）[5)～7]. 気管支拡張薬吸入後（**表2**）15～30分経過してから再びFEV$_1$を測定し，改善率と改善量を計算します。

表2 気管支拡張薬反応性検査における代表的な吸入気管支拡張薬

	吸入方法	使用薬剤	投与量	吸入後の肺機能検査
短時間作用型 β_2吸入薬	pMDI	サルブタモール	2吸入（200μg）	15〜30分
		プロカテロール	2吸入（20μg）	
	ネブライザー 吸入	サルブタモール	0.3〜0.5mL（1.5〜2.5mg）	
		プロカテロール	0.3〜0.5mL（30〜50mg）	
短時間作用型 抗コリン吸入薬	pMDI	オキシトロピウム	2吸入（200μg）	30〜60分
		フルトロピウム	2吸入（60μg）	
		イプラトロピウム	2吸入（40μg）	

（日本アレルギー学会喘息ガイドライン専門部会，監修. 喘息予防・管理ガイドライン2021. 東京：協和企画，2021
より転載，短時間作用型抗コリン薬について新たに追記）

表3 気管支拡張薬反応性検査

1. 吸入方法
1) SABAのpMDI製剤を使用する場合にはそのまま吸入（適宜スペーサー使用）.
　SABAの吸入液を使用する場合には圧搾空気5L/分でネブライザーを用いてエアロゾルを発生させる.
2) pMDI製剤を使用する場合には，連続して2プッシュ吸入させる.
　吸入液を使用する場合には吸入時間は2分間で，ノーズクリップを使用し，安静換気を行わせる.

2. 被検者
1) 検査時は，過度な頻脈・頭痛・振戦・消化器症状などがないことを確認する.
2) 検査前には，抗喘息薬を一定期間休薬することが望ましい（**表4**参照）.

3. 薬物の選択
SABAは，下記のいずれかを用いる（**表2**参照）.
　pMDI製剤では，サルブタモールあるいはプロカテロール
　ネブライザー吸入ではサルブタモールあるいはプロカテロール

4. 測定法
1) 被検者が検査適用条件を満たしていることを確認する.
2) 基準となるFEV_1を測定する（3回測定し，最良値を採用する）.
3) SABAを吸入させる（pMDI製剤2プッシュまたはネブライザー吸入2分間行う）.
4) 吸入負荷終了後，安静を保持してもらい，15〜30分後にFEV_1を測定し，計算式を用いてFEV_1の増
　加割合あるいは増加量を評価する.
5) SABA吸入により頻脈・頭痛・振戦・消化器症状を訴える場合には適宜対症療法を行う.

　現在は，FEV_1が12％以上かつ200mL以上増加した場合に気管支拡張薬反応性陽性と評価するのが一般的ですが，2021年に発表されたERS/ATSタスクフォースによる肺機能検査の結果解釈に関する声明では，改善量という概念をなくし，10％以上のFEV_1改善率がある場合に「気管支拡張薬反応性あり」と判定するという基準が示されました[2]. この変更に関しては，健康成人における気管支拡張薬使用前後のFEV_1増加範囲の上限が10％前後であるという近年の報告がもとになっています[8)9)]. 健康幼児の場合は8.5％と報告されていますが，小児喘息患者における気管支拡張薬反応性検査の有用性やカットオフ値を検討したエビデンスレベルの高い報告はなく，成人での報告の推定に基づいたものになります[10]. FEV_1改善量に関しては，ベースラインのFEV_1低下の程度や身長・年齢・性別などが関連要因となり，純粋な気管支拡張薬による改善程度を表していないという懸念から削除されています（**表5**）[3]. 今後ERS/ATSタスクフォースの新基準がゴールドスタンダードとなっていくものと考えられますが，気管支拡張薬の反応性は，健康成人でも認められ，さまざまな要因が関わり変動してしま

表4　気管支拡張薬反応性検査前の薬剤休止期間

薬剤	休止期間
(1) 吸入薬および貼付β₂刺激薬	
短時間作用型β₂吸入薬（サルブタモール・プロカテロールなど）	8時間
長時間作用型β₂吸入薬　1日2回（サルメテロール・ホルモテロールなど）	24時間
長時間作用型β₂吸入薬　1日1回（インデカテロール・ビランテロールなど）	48時間
長時間作用型β₂貼付薬（ツロブテロール）および経口薬	24時間
(2) 吸入抗コリン薬	
短時間作用型吸入薬（オキシトロピウム・イプラトロピウムなど）	24時間
長時間作用型吸入薬（チオトロピウム・グリコトロピウムなど）	48日間
(3) 内服気管支拡張薬	
中時間作用型テオフィリン製剤	12時間
長時間作用型テオフィリン製剤	24時間
(4) ステロイド薬	
吸入ステロイド薬　1日2回	12日間
吸入ステロイド薬　1日1回	24時間
全身性ステロイド薬（経口・静注）	24時間
(5) ロイコトリエン受容体拮抗薬	48時間
(6) 抗アレルギー薬	
経口抗アレルギー薬　1日2回	24時間
経口抗アレルギー薬　1日1回	48時間

表5　気管支拡張薬反応性検査における結果の解釈

	陽性基準
日本呼吸器学会『呼吸機能検査ハンドブック』	気管支拡張薬前後のFEV₁変化量（ΔFEV₁）12％以上かつ200mL以上
2021年 ERS/ATS 新基準	気管支拡張薬前後のFEV₁変化量（ΔFEV₁）10％以上

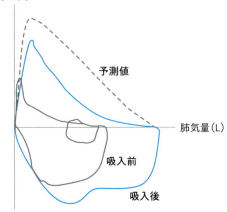

図1　気管支拡張薬反応性検査におけるフローボリュームカーブの変化

うことに留意しながら結果を解釈することが求められます．

$$改善率（\%）= \frac{吸入後のFEV_1 - 吸入前のFEV_1}{吸入前のFEV_1} \times 100$$

$$改善量（mL）= 吸入後のFEV_1 - 吸入前のFEV_1$$

　気管支拡張薬反応性検査の判定には直接関係しませんが，検査陽性例における努力性肺活量測定時のフローボリューム曲線の変化を図1に示します．

計算例

	SABA 吸入前	SABA 吸入30分後
FEV₁(L)	2.50	2.85

改善率：(2.85 − 2.50)/2.50 × 100 ＝ 14％
改善量：2.85 (L) − 2.50 (L) ＝ 0.35 (L)
　　　　　　　　　　　　　　＝ 350 (mL)

基準に当てはめると，上記は陽性と判定されます．

5. 喘息診療において気管支拡張薬反応性検査を有効に活用するために

　気管支拡張薬反応性検査は，気管支喘息における最も基本的な病態に関わる検査ですが，喘息診断における必須の所見ではないことに注意が必要です．「気道可逆性の存在＝気管支喘息の診断」ではありませんし，「気管支拡張薬への反応性が認められない＝気管支喘息の否定」というわけでもありません．気管支拡張薬反応性検査は，あくまで喘息診断における有用な検査の一つでしかないため，他の臨床所見や検査所見を加味して気管支喘息の診断を付けることが必要となりますが，喘息治療薬である吸入気管支拡張薬を実際に使用して自覚症状の改善ならびに肺機能検査による他覚的所見を確認できる方法としては非常に有効なツールであり，安全性も高い検査です．

* 文献

1) Global Initiative for Asthma. Global Strategy for Asthma Management and Prevention, updated 2023. URL: https://www.ginasthma.org
2) Stanojevic S, Kaminsky DA, Miller MR, et al. ERS/ATS technical standard on interpretive strategies for routine lung function tests. *Eur Respir J* 2022; **60**: 2101499.
3) National Institute for Health and Care Excellence. Asthma : diagnosis and monitoring of asthma in adults, children and young people. London: NICE, 2017.
4) Sekiya K, Taniguchi M, Fukutomi Y, et al. Persistent airflow obstruction in young adult asthma patients. *Allergol Int* 2012; **61**: 14-38.
5) 日本アレルギー学会喘息ガイドライン専門部会，監修．喘息予防・管理ガイドライン2021．東京：協和企画，2021．
6) 日本喘息学会．喘息診療実践ガイドライン2023．東京：協和企画，2023．
7) 日本呼吸器学会肺生理専門委員会呼吸機能検査ハンドブック作成委員．呼吸機能検査ハンドブック．東京：日本呼吸器学会，2021．
8) Quanjer PH, Ruppel GL, Langhammer A, et al. Bronchodilator response in FVC is larger and more relevant than in FEV_1 in severe airflow obstruction. *Chest* 2017; **151**: 1088-98.
9) Tan WC, Vollmer WM, Lamprecht B, et al. Worldwide patterns of bronchodilator responsiveness: results from the Burden of Obstructive Lung Disease study. *Thorax* 2012; **67**: 718-26.
10) Burity EF, Pereira CA, Jones MH, et al. Bronchodilator response cut-off points and $FEV_{0.75}$ reference values for spirometry in preschoolers. *J Bras Pneumol* 2016; **42**: 326-32.

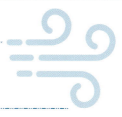

その他の検査

1. 喘息の検査 2)気道過敏性検査(標準法,アストグラフ法)

1. 気道過敏性とは

　気管支喘息は，可逆性の気道狭窄・気道炎症・気道過敏性を主徴とする疾患です[1]．簡単に言えば，慢性的に気道炎症が残存することで気道がむくみ(浮腫)やすく，気管支平滑筋が収縮しやすい状態となっており，さまざまな刺激が加わることにより気道浮腫や気管支平滑筋収縮が生じて気道は狭くなるが，治療によって元の状態に戻る疾患です．このとき，どのくらいの刺激で気道が狭くなる反応が起きるのかを検査することで，気道過敏性の程度を評価します．

　喘息診療においては「自覚症状がない」場合も含め，そのおおもとにある「気道狭窄・気道炎症・気道過敏性」をコントロールしなければ本当の意味で喘息をコントロールしたとは言えないわけです．実際に自覚症状のない若年成人喘息患者を対象に気道狭窄の指標として肺機能検査，気道過敏性の指標としてヒスタミンを用いた気道過敏性試験，気道炎症の指標として呼気中一酸化窒素濃度測定(F_ENO)を評価したところ，気道過敏性に関しては，1秒量(FEV_1)を20％低下させるのに要する薬物濃度(PC_{20})2mg/mLをカットオフとしてそれ以上を軽症と仮定すると，約40％程度しか軽症の基準は満たさず，3つの基準すべて軽症の基準を満たした患者は約20％程度しか存在しなかったと報告されています[2]．喘息コントロールは自覚症状だけで判断すると過小評価に繋がりやすいので注意が必要で，適切な呼吸機能検査を行うことが重要です．

2. 気道過敏性の発生機序

　気道過敏性が発生する機序としてはさまざまな要因が関わっていますが，中でも気道の慢性的な炎症が重要な役割を担っています[3]．素因のある個体にウイルスやアレルゲンなどの刺激が加わることにより気道炎症が生じて，炎症細胞の浸潤・気道上皮障害・浮腫・サイトカインや各種メディエータなどの遊離が起こり，気管支平滑筋の反応性が亢進して，気道過敏性が惹起されると考えられています．また，近年では遺伝子解析の研究が進み，気道過敏性に影響する遺伝子の存在も明らかにされています[4]．

3. 直接刺激法と間接刺激法

表1 気道過敏性測定に用いられる各種刺激

非特異的気道過敏性	特異的気道過敏性
直接刺激 ・ヒスタミン ・メサコリン, 　アセチルコリン ・プロスタグランジン ・ロイコトリエン	**免疫学的** ・環境アレルゲン ・職業アレルゲン ・低分子感作物質
間接刺激 ・運動 ・過換気 ・冷気 ・浸透圧刺激(蒸留水・ 　高張食塩水・ 　マンニトール) ・アデノシン ・β受容体遮断薬	**非免疫学的** ・NSAIDs ・オゾン ・SO$_X$ ・添加物 ・その他

気道過敏性の測定には，非特異的な刺激と特異的な刺激があり，一般的に気道過敏性といえば非特異的な刺激に対する気管支平滑筋の収縮を意味します．非特異的刺激には，直接刺激と間接刺激があり，直接受容体を刺激するヒスタミン・メサコリン・アセチルコリンを用いて気道過敏性検査が行われることが一般的ですが，研究目的ではプロスタグランジンやロイコトリエンも用いられます．また間接的な刺激としては，運動・過呼吸・マンニトールによる浸透圧刺激・冷気などの生理的な刺激・β受容体遮断薬・非ステロイド性抗炎症薬(non-steroidal anti-inflammatory drugs：NSAIDs)・アデノシンなどの薬物による刺激があります(**表1**)．直接的気道負荷による気道過敏性検査は，気管支収縮薬に対する気管支平滑筋の反応性をみており，直接刺激に対しての気道の収縮しやすさの程度を評価する意味合いが強くなります．間接的気道負荷による気道過敏性検査は，気管支平滑筋に対する直接的な作用ではなく，神経細胞や気道上皮細胞や気道炎症細胞を活性化させることで気道狭窄を誘発するいわば気道の間接的な収縮しやすさをみており，現在の気道炎症の程度を評価する意味合いが強くなります．どちらも刺激に対する気道の反応性をみていることには変わりありません．

ヒスタミン・メサコリン・アセチルコリンなどの気管支平滑筋収縮物質は，吸入濃度が高濃度になると健常者でも気管支平滑筋の収縮を生じてしまうのですが，気管支喘息患者では低濃度で気管支平滑筋の収縮が生じます．低濃度の気管支収縮刺激でも気管支収縮反応が生じてしまうことを気道過敏性亢進と表現します．そのため直接刺激による気道過敏性亢進の有無や程度は，「喘息と非喘息の鑑別」や「喘息の重症度や予後の判定」に非常に有用であるとされています[5]～[7]．

4. 検査の意義と適応

Mini Memo
気道過敏性検査の適応

間接的刺激による検査
急性可逆性の気道過敏性を評価
直接的刺激　　〃
慢性持続性の　　　〃

気道過敏性のメカニズムは，急性可逆性の気道過敏性と慢性持続性の気道過敏性の大きく2つに分類できます．前者は気道炎症・抗原曝露・喘息の活動性や重症度を反映しており，環境の改善や吸入ステロイド薬などの抗喘息薬を用いた治療により改善可能な部分で，後者は持続的な気道炎症の結果として引き起こされた気道リモ

デリング（気管支の構造が変化して元に戻らなくなった状態）とよばれる気管支壁の構造変化を反映し，気道収縮薬による反応性の亢進が引き起こされます．間接的な刺激による気道過敏性検査は主に前者，ヒスタミンやメサコリン・アセチルコリンを用いた直接的刺激による気道過敏性検査は主に後者を評価しているため，同じ患者で測定しても直接的な刺激なのかあるいは間接的な刺激なのかで結果は異なる可能性があります．一般に，直接刺激による気道過敏性は喘息の診断ツールとしては，感度は高いが特異的ではなく，間接刺激に対する気道過敏性は喘息の診断ツールとしては，感度は低いがより特異的とされています（**表2**）[8)〜12)]．

　検査の適応は，肺機能検査の手技に問題なく安定した測定値が得られる被検者となります．ただし，1秒量が1,000 mL以下の低肺機能である場合，負荷刺激により強い気道閉塞を招くリスクがあるため禁忌となります（**表3**）[13)]．

　気道過敏性検査は，①喘息と非喘息の鑑別が困難なケース，②長引く咳嗽の診断，③咳喘息とアトピー咳嗽の鑑別，④喘息の重症度や予後の判定，⑤喘息の長期管理の指標として有用です．薬物負荷により喘息症状の悪化が認められる可能性があるため，被検者には検査に関するリスクを検査前に十分な説明し，検査に対する同意を得ておくことと，検査者側はそれらに対応できる準備を事前に整えておくことが必要不可欠となります．

表2　気道過敏性試験における喘息の診断精度

	感度（%）	特異度（%）
直接刺激（メサコリン・ヒスタミン）		
PC_{20}　8 mg/mL 以下	51〜69%	75〜87%
PD_{20}　6,900 μg 以下	77%	82%
PD_{20}　2,600 μg 以下	89%	76%
間接刺激（運動負荷）		
前後でのFEV_1　10%以上低下	26%	100%
間接刺激（マンニトール）		
前後でのFEV_1 15%以上低下		
または	56〜59%	73〜98%
総投与量635 mg以下で連続したFEV_1 10%以上の低下		

（National Institute for Health and Care Excellence. *Asthma: diagnosis and monitoring of asthma in adults, children and young people*. London: NICE, 2017. Hallstrand TS, Leuppi JD, Joos G, et al. ERS technical standard on bronchial challenge testing: pathophysiology and methodology of indirect airway challenge testing. *Eur Respir J* 2018; **52**: 1801033 より作成）

表3　気道過敏性検査の禁忌

絶対禁忌
- 気道狭窄が高度（FEV_1 が予測値の50%以下，または1.0 L以下）
- 心筋梗塞や脳血管障害罹患後3か月以内の患者
- コントロール不十分な高血圧患者
- 大動脈瘤を有する患者

相対禁忌
- 気道狭窄が軽度あるいは中等度（FEV_1 が予測値の60%以下，または1.5 L以下）
- 肺機能がうまく測定できない患者
- 妊婦，授乳婦
- 重症筋無力症などコリンエステラーゼ阻害薬を服用中の患者

（Crapo RO, Casaburi R, Coates AL, et al. Guidelines for methacholine and exercise challenge testing-1999. This official statement of the American Thoracic Society was adopted by the ATS Board of Directors, July 1999. *Am J Respir Crit Care Med* 2000; **161**: 309–29 より転載）

5. 負荷薬物の選択

> **Mini Memo**
> ### 負荷薬物の違い
>
> **ヒスタミン**
> もともとの喘息素因があるかを
> みるのに有用
>
> **メサコリン，アセチルコリン**
> 長期的な抗炎症治療の効果を
> 確認するのに有用

　気管支喘息は気道収縮薬による反応性の亢進が主病態の一つであるため，気道過敏性検査では，ヒスタミン・メサコリン・アセチルコリンを用いるのが一般的となります．これらの薬物は，気管支平滑筋を直接的に収縮させる作用を持つため，気管支平滑筋の易収縮反応性を評価することが可能です．その結果は長期的な気道炎症やリモデリングを反映すると考えられており，短期的な抗炎症治療では大きく変動しません[6]．

　メサコリンとアセチルコリンは，ほぼ同等の薬物と考えてよいのですが，メサコリンのほうが薬物の安定性に優れており保存しやすいとの理由から，本邦ではメサコリンが一般的に使用されています．海外ではヒスタミンが一般的であるため，現在はこの2種類の薬物が負荷刺激薬として主流となっていますが，両者の結果は必ずしも一致しません．ヒスタミンのほうが，吸入ステロイド薬による気道過敏性の改善が鈍く，末梢気道狭窄の影響を受けやすいため，メサコリンやアセチルコリンと比較して閾値が低値となりやすい傾向があります．そのため，もともとの喘息素因があるかどうかをみるためにはヒスタミンが有用と考えられますし，長期的な抗炎症治療の効果を確認するにはメサコリンやアセチルコリンが有用と考えられます．

　間接的な刺激としては，運動・過呼吸・高張食塩水・マンニトールによる浸透圧刺激，冷気などの生理的な刺激を用います（**表1**）．現在の気道炎症の程度を評価する意味合いが強く，抗炎症治療の効果により変動するため，短期的な抗炎症治療の効果判定にも用いることが可能です．

6. 測定法の種類

　直接刺激による気道過敏性の測定法は，大きく分けて3種類あります．①米国アレルギー喘息免疫学会により示されたdosimeter法[14]，②安静換気により段階的に吸入濃度を上げていくtidal breathing法，③日本で開発されたアストグラフ法[15]です．

1 dosimeter法

　dosimeter法は，ネブライザーを用いて吸入薬を安静呼気位から最大吸気位まで5回吸気し，吸入後にFEV$_1$を測定し，吸入薬物濃度を順次増加させながら繰り返す方法です．FEV$_1$が20％低下した吸入薬物濃度を閾値とします．この方法は，より正確に薬物吸入量を判断できる長所があり海外では一般的ですが，深呼吸を繰り返すため，気道過敏性がマ

スクされ，閾値が高くなる傾向があります．

2 tidal breathing法

tidal breathing法は，ネブライザーを用いて安定的に発生させたエアロゾル吸入薬を安静換気で一定時間吸入させる方法です．こちらもFEV_1が20％低下した吸入薬物濃度を閾値とします．国内でよく用いられる「日本アレルギー学会標準法」はこれに該当します[16]．

3 アストグラフ法

アストグラフ法は，瀧島らにより開発され，現在国内で広く普及している方法です．その測定には専用の高額な測定器を必要とします．安静換気下で薬物を低濃度から高濃度へ順次に吸入し，呼吸抵抗を連続的に測定します．呼吸抵抗をオシレーション法で連続測定しながら判断できる長所はありますが，激しい咳嗽で呼吸抵抗が安定しないと判定しづらいという欠点もあります．標準法とアストグラフ法の間には明らかな乖離はなく，どちらの方法を用いても臨床上問題はありません．

7. 検査の実際と結果の解釈

1 直接刺激法

以下に国内で普及している「日本アレルギー学会標準法」と「アストグラフ法」による気道過敏性測定の実際について解説していきます．

a) 日本アレルギー学会標準法（表2〜6）[16)〜18)]（図1）[19)]

標準法は，ネブライザーを用いて圧搾空気5L/分で発生させた気管支収縮薬（ヒスタミン・メサコリン・アセチルコリン）のエアロゾルを2分間ずつ低濃度から吸入させた後にFEV_1を測定し，倍々に濃度を上げながら気管支拡張薬の吸入とFEV_1の測定を繰り返します．吸入薬は2倍の希釈系列で作成し，アセチルコリン／メタコリンは39〜20,000μg/mL，ヒスタミンは20〜10,000μg/mLで準備します．希釈系列を作成する最終濃度は，メサコリンやアセチルコリンでは，20,000μg/mLですが，ヒスタミンでは副作用が強いため，10,000μg/mLとします．吸入後の1秒量の低下が生食水吸入時に比し，20％低下したときの薬物濃度を気道収縮反応閾値とします．1秒量を20％低下させるのに要する薬物濃度をPC_{20}，それまで吸入した薬物の累積投与量をPD_{20}と表記します[16)]．

米国胸部疾患学会（American Thoracic Society：ATS）が定めた気道過敏性測定値の重症度評価を表7に示します[13)]．一般的に健常者におけるメサコリンやアセチルコリンのPC_{20}は，10,000μg/mL以上（図2）[20)]，ヒスタミンのPC_{20}は，8,000μg/mL以上とされています（図3）[21)]．ATSが定めている重症度の指標は，PC_{20}の値が低いほど重症度が高くなり，

表4 気道過敏性検査前の薬剤休止期間

薬剤	休止期間
(1) 吸入薬および貼付 β_2 刺激薬	
短時間作用型 β_2 吸入薬（サルブタモール・プロカテロールなど）	8時間
長時間作用型 β_2 吸入薬（サルメテロール・ホルモテロールなど）	48時間
長時間作用型 β_2 貼付薬（ツロブテロール）	48時間
(2) 吸入抗コリン薬	
短時間作用型吸入薬（オキシトロピウム・イプラトロピウムなど）	24時間
長時間作用型吸入薬（チオトロピウム・グリコトロピウムなど）	7日間
(3) 内服気管支拡張薬	
テオフィリンドライシロップ	12時間
中時間作用型テオフィリン製剤	24時間
長時間作用型テオフィリン製剤	48時間
中時間作用型 β_2 刺激薬	12時間
長時間作用型 β_2 刺激薬	24時間
(4) クロモグリク酸ナトリウム	8時間
(5) 抗ヒスタミン薬	3日間
(6) ロイコトリエン受容体拮抗薬	24時間
飲食物	
コーヒー・お茶・コーラ・カフェイン含有物	検査当日
治療	
アレルゲン免疫療法	検査当日

（相良博典，田中明彦，大田進，ほか．気管支喘息患者に対する SK-1211（メタコリン塩化物）を用いた気道過敏性検査の有効性および安全性．アレルギー2016；**65**：32–40 より転載）

表5 日本アレルギー学会標準法による直接刺激による気道過敏性試験

1. **吸入方法**
   1) 圧搾空気 5L／分でネブライザーを用いてエアロゾルを発生させる．
   2) 吸入時間は2分間で，ノーズクリップを使用し，安静換気を行わせる．
2. **被検者**
   1) 検査時は，呼吸困難がなく，喘鳴を聴取しない状態で施行する．
   2) 検査前の1秒率は70％以上が望ましい．
   3) 検査前には，抗喘息薬を一定期間休薬することが望ましい（**表4**参照）．
3. **薬物の希釈**
   アセチルコリン・メサコリン・ヒスタミンのいずれかを用意する．
   20,000 µg/mL を倍々で希釈し，10,000・5,000・2,500・1,250・625・313・156・78・30・20 µg/mL まで希釈系列を作成する．
4. **測定法**
   1) 被検者が検査適用条件を満たしていることを確認する．
   2) 基準となる FEV_1 を測定する（3回測定し，最良値を採用する）．
   3) 生理食塩水吸入を2分間行う．
   4) 吸入終了後に基準となる FEV_1 より10％以上低下していないことを確認する（10％以上低下する場合には検査を中止する）．
   5) 最低濃度の希釈液を2分間吸入させた後，FEV_1 を測定する．
   6) FEV_1 が基準値より20％以上低下していなければ，次の濃度に移行する．
   順次希釈液の濃度を上げて吸入を反復しながら，その都度 FEV_1 を測定し，FEV_1 が基準値より20％以上低下するかあるいは目標最終濃度に達成するまで繰り返し施行する．
   7) 吸入負荷終了後，FEV_1 低下が認められるようであれば，短時間作用性 β_2 吸入薬を使用し，FEV_1 値が正常まで回復した後に検査を終了とする．
   ヒスタミンを使用した場合には，顔面紅潮や喉咽頭浮腫を呈する場合があり，症状が軽度の場合には抗ヒスタミン薬の使用で対応する．
   8) 誘発症状が重篤な場合には，必要に応じてアドレナリンの筋注も適宜考慮する．

表6 直接刺激による気道過敏性の陽性判定

	陽性所見	評価項目
日本アレルギー学会標準法	FEV_1 が20％以上低下	FEV_1 を20％低下させる薬物濃度（PC_{20}）
アストグラフ法	Rrs が2倍以上に上昇	Rrs増加時の薬物累積投与量（Dmin）

（日本喘息学会．喘息診療実践ガイドライン2023．東京：協和企画，2023 より一部改変して転載）

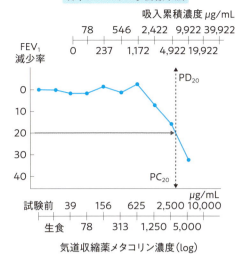
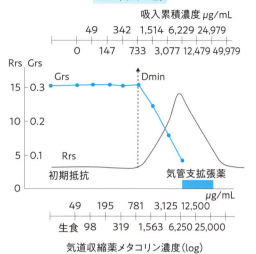

図1 気道過敏性検査（日本アレルギー学会標準法とアストグラフ法）

　日本アレルギー学会標準法ではメタコリン（またはアセチルコリン）のエアロゾルを低濃度から2分間吸入させて1秒量測定を繰り返す．吸入後の1秒量がテスト前値に比べて20％以上低下したときに気道過敏性陽性とし，気管支拡張薬を吸入させてテスト前値に1秒量が戻ったことを確認して検査を終了する．1秒量を20％低下させるのに要する薬物濃度をPC_{20}，それまで吸入した薬物の累積濃度をPD_{20}として気道過敏性を評価する．PC_{20}は縦軸にFEV_1変化率（減少率），横軸に吸入濃度のlog表示をとりプロットし，以下の計算式より算出する．

$$\log PC_{20} = \log C1 + \frac{(\log C2 - \log C1) \times (20 - R1)}{R2 - R1}$$

C1：C2濃度の直前の吸入濃度，C2：ターゲットFEV_1となった吸入濃度，
R1：C1濃度でのFEV_1減少率，R2：C2濃度でのFEV_1減少率

　アストグラフ法はFEV_1の代わりに呼吸抵抗Rrsを気道収縮の指標として用いる．Rrsをモニタリングしながらメタコリンエアロゾルを1分ごとに低い濃度から高い濃度へ段階的に吸入させていく．Rrsがテスト前値の2倍に上昇した時点で気道過敏性陽性とし，気管支拡張薬を吸入させてRrsがテスト前値に戻るのを確認して終了する．Rrsが上昇し始めるメタコリンの累積投与量をDminとして1分間で吸入する濃度として表す．

（日本アレルギー学会喘息ガイドライン専門部会，監修．喘息予防・管理ガイドライン2021．東京：協和企画，2021より転載）

表7　直接刺激による気道過敏性の重症度分類

	PC_{20}-メタコリン，PC_{20}-ヒスタミン
正常	＞16 mg/mL
境界域	4～16 mg/mL
軽度	1～4 mg/mL
中等度	0.25～1 mg/mL
強度	＜0.25 mg/mL

（Crapo RO, Casaburi R, Coates AL, et al. Guidelines for methacholine and exercise challenge testing-1999. This official statement of the American Thoracic Society was adopted by the ATS Board of Directors, July 1999. Am J Respir Crit Care Med 2000; **161**: 309–29 より転載）

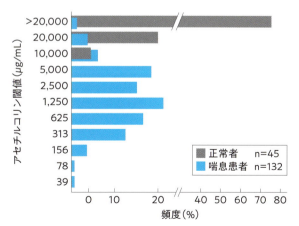

図2　日本アレルギー学会標準法におけるアセチルコリンPC_{20}の分布
（牧野荘平，池森亨介，福田健，ほか．気管支喘息におけるアセチルコリン吸入試験の標準法の臨床的検討．アレルギー 1984；**33**：167–75 より転載）

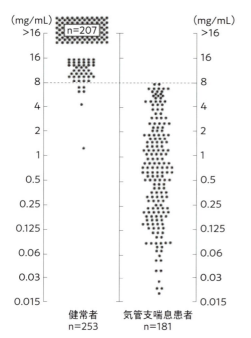

図3 日本アレルギー学会標準法におけるヒスタミンPC$_{20}$の分布
(Cockcroft DW. Bronchial inhalation tests. Ⅰ. Measurement of nonallergic bronchial responsiveness. *Ann Allergy* 1985; **55**: 527–34 より転載)

軽度1～4mg/mL・中等度0.25～1mg/mL・強度0.25mg/mL以下と評価するのが一般的ですが，2000年以前のデータに基づいた基準であり，現在は抗喘息治療薬の発展により十分な喘息治療がなされている場合には強度の基準を満たす症例はほとんど認められず，実臨床では1mg/mL以下は強度と考えて差し支えありません．

b) アストグラフ法（図1）[19)]

アストグラフ法は，専用の機器を用いてメサコリンを低濃度より1分間ずつ連続吸入させていき，その間の呼吸抵抗（Rrs）をオシレーション法で測定していきます．メサコリンは，2倍の希釈系列で作成し，39～25,000μg/mLまで10段階の濃度系列（25,000・12,500・6,250・3,125・1,563・781・391・195・98・49μg/mL）を作り，専用の機器にセットし，ノーズクリップ装着後に専用機器のマウスピースを咥えて検査を開始します．あとはスタートボタンを押せば専用機器が自動的に生理食塩水吸入から開始し，その後低濃度吸入液から順次1分間ずつ濃度が上がっていくため，被検者はそれらを連続的に吸入しつつ呼吸抵抗が逐次測定されていきます．呼吸抵抗が初期値の2倍になった時点，もしくは最高濃度を吸入した時点で気管支拡張薬〔短時間作用型β_2刺激薬（short-acting β_2 agonist：SABA）〕を最低2分間吸入させ，呼吸抵抗がほぼ初期値に戻ることを確認し測定は終了となります．

得られた吸入濃度-呼吸抵抗曲線より，呼吸抵抗上昇開始点までのメサコリンの累積投与量（Dmin；メサコリン1μg/mLを1分間吸入した量を1unitとする）を反応閾値とします．Dminが小さいほど気道過敏性が亢進していると判断できます．また反応性の指標として，呼吸抵抗の逆数であるコンダクタンス〔Grs（L/秒/cmH$_2$O）〕を用いて，1分間あたりのGrsの変化分をSGrs（L/秒/cmH$_2$O/分）として，また気道径の影響を除外するためにSGrsを初期コンダクタンス（Grs cont）で除したものをコンダクタンス低下速度〔SGrs/Grs cont（/分）〕として評価します[22)]．

メサコリンのDminは，健常者では50unit以上ですが，喘息患者の大部分は10unit以下となります（図4）[23)]．

また，刺激による気道抵抗の変化をみているため，咳嗽が強い被検者や刺激で咽頭部を閉めてしまう被検者では正確な検査が難しいという難点があることは覚えておく必要があります．

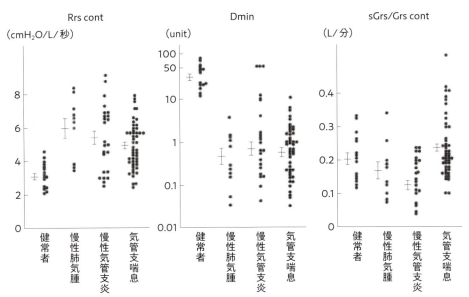

図4 メサコリンを用いたアストグラフ法による気道過敏性指標の分布
（木村啓二，井上洋西，瀧島任，ほか．気道過敏性検査．臨床検査1987；**31**：133–42より転載）

2 間接刺激法

a）運動誘発

2〜3分で目標の分時換気量に達するような激しい運動（通常はトレッドミルを使用）を用い，最初の2〜3分間で目標の換気量に達するまで急激な運動負荷を加えます．目標換気量は，予測最大努力換気量（maximal voluntary ventilation：MVV）またはFEV$_1$×40の60％で設定し，目標換気量を4〜6分間程度維持させます．目標換気量の設定が難しい場合には，最大心拍数（220−年齢）の85％以上を換気目標の代用とします．吸入空気は乾燥していることが望ましく，設定室内温度は25°C未満であることが必要です．運動負荷中はノーズクリップを使用し，運動負荷終了後30分間で肺機能を繰り返し（3・6・10・15・30分後）測定し，評価します．運動負荷前後のFEV$_1$の差（⊿FEV$_1$）が10％以上変化した場合に陽性と判定します．

刺激の用量を段階的に増加させる薬物を用いた負荷試験とは異なり，運動や冷気を用いた負荷試験では，気管支収縮に対する強い刺激が急速に高まるため，喘息増悪に対して厳重な体制を整えて行なわなければなりません[24]．

b）高張食塩水

超音波ネブライザーを用いて流量が1.2 mL/分以上で4.5％の滅菌生理食塩水を吸入させ，吸入前後の⊿FEV$_1$が15％以上低下した場合を陽性として，15％低下させるのに必要な高張食塩水の累積用量を評価します．高張食塩水に対する気道過敏性の重症度は，軽度（PD$_{15}$ 6 mL以上）・中等度（PD$_{15}$ 2.1〜6.0 mL）・重度（PD$_{15}$ 2.0 mL未満）で分類されます[24]．

c）マンニトール（図5）[24]

マンニトール負荷試験は，米国および欧州では喘息診療における評価が非常に高く，積極

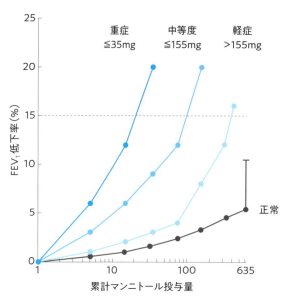

図5 気道過敏性検査（マンニトールを用いた間接刺激法）に気道過敏性指標の分布
（Hallstrand TS, Leuppi JD, Joos G, et al. ERS technical standard on bronchial challenge testing: pathophysiology and methodology of indirect airway challenge testing. *Eur Respir J* 2018; **52**: 1801033 より転載）

的に用いられています．カプセルに充填された乾燥粉末マンニトールを専用の吸入装置を使用して用量を漸増しながら吸入負荷していきます．マンニトールの用量は，5→10→20→40→80→160 mgまで増量し，さらに160 mg/回を2回まで（最大投与量635 mg）追加投与します．吸入前後の⊿FEV₁が15％以上低下した場合あるいは10％以上の低下を2回繰り返した場合に陽性とし，それを達成するために必要なマンニトールの累積用量を評価します．

マンニトールに対する気道過敏性の重症度は，軽度（155 mg以上）・中等度（35〜155 mg）・重度（35 mg以下）で分類されます．喘息を識別するためのマンニトール気道過敏性検査試験の感度は56〜59％，特異度は73〜98％と報告されています（**表2**）[24]．

8. 検査における注意点

　気道過敏性検査はあくまで検査なので，危険を冒してまで施行する必要はなく，安全面に十分配慮しながら，せっかくやるのであれば正確に行なう必要があります．検査における注意点を**表8**にまとめました．

9. 喘息診療において気道過敏性検査を有効に活用するために

　気道過敏性は，気管支喘息における最も基本的な病態ですが，その成因にはさまざまな因子が複雑に関与しており，すべてが明らかにはなっていません．気道過敏性検査は，喘息の診断のみならず，喘息の重症度や長期管理の指標としてもたいへん重要な検査です．一方で被検者に身体的負担をかける検査であるため，検査を施行する際には十分注意して行うことが大切です．喘息には明確な診断基準がないため，誤診断も少なくありません．気道過敏性検査は，実施の煩雑さもあり，必ずしも容易に行える検査ではありませんが，その意義や適応を認識したうえで，本検査を有効に活用していただければ幸いです．

表8 検査における注意点

- 検査を安全にかつ正確に行うため，検査前の1秒率は70％以上であることが望ましい.
- 本検査は検査測定中に喘鳴や胸の圧迫感，ときに重篤な症状が出現する可能性があることから，検査に関する説明・同意書を取得しておく.
- 検査当日は署名された説明・同意書を確認する.
- 正確な検査結果を得るため，表4で示されているように気管支拡張薬や抗アレルギー薬を含む抗喘息薬を一定時間中止していることを検査開始前に改めて確認する.
- 試験前の準備として，検査を施行するための禁忌の存在および最近のウイルス感染など，一時的に気道の反応性を高め，偽陽性反応を引き起こす可能性のある状態でないか，および気道の反応性を変化させる可能性のある薬剤を基準に従って一定以上の時間中止しているかを確認する.
- 被検者の安全を確保するため，検査を開始するにあたっては喘息発作診療に慣れた医師がすぐに対応できる場所に待機し，かつ治療薬がすぐ使用できるように準備しておく.
- 被検者に呼吸困難はなく，喘鳴を聴取しない状態であることを確認してから検査を開始する.
- 検査中に被検者への検査内容は事前に済ませておき，咳嗽・喘鳴・胸の圧迫感などの症状が出る場合があり，時に重篤な症状が出現する可能性もあることを理解してもらい，何らかの症状を自覚した場合にはすぐに申告するように説明する.
- ただし，過度に重篤な反応や副作用反応ばかりを強調すると心因性の反応を引き起こす可能性があり，正確な検査が行えなくなる可能性があるので，何かあればすぐ対応できる体制を整えていることを説明し，過度に不安を与えないようにする.
- 特に高齢の女性においては，強制呼気により腹圧性尿失禁を引き起こす可能性があるため，検査前には必ず排尿を済ませておく.
- 気道過敏性が陽性となった場合には，速やかにSABAを吸入させ，再度1秒量を測定し，検査開始時の基準値の80％以上に回復していることを確認し検査終了とする.
- 誘発症状が重篤な場合には，禁忌がなければ迷わずアドレナリン筋注を施行する.
- SABA投与後も1秒量が基準値の80％以上に戻らない場合には，全身性ステロイド薬静注を考慮する.

＊文献

1) Global Initiative for Asthma. *Global Strategy for Asthma Management and Prevention, 2023*. Updated July 2023. Available from: https://www.ginasthma.org

2) Sekiya K, Taniguchi M, Fukutomi Y, et al. Actual control state of intermittent asthma classified on the basis of subjective symptoms. *Intern Med* 2011; **50**: 1545–51.

3) Cockcroft DW, Davis BE. Mechanisms of airway hyperresponsiveness. *J Allergy Clin Immunol* 2006; **118**: 551–9.

4) Hoffjan S, Nicolae D, Ober C. Association studies for asthma and atopic diseases: a comprehensive review of the literature. *Respir Res* 2003; **4**: 14.

5) Hargreave FE, Ryan G, Thomson NC, et al. Bronchial responsiveness to histamine or methacholine in asthma: measurement and clinical significance. *J Allergy Clin Immunol* 1981; **68**: 347–55.

6) Murray AB, Ferguson AC, Morrison B. Airway responsiveness to histamine as a test for overall severity of asthma in children. *J Allergy Clin Immunol* 1981; **68**: 119–24.

7) Juniper EF, Frith PA, Hargreave FE. Airway responsiveness to histamine and methacholine: relationship to minimum treatment to control symptoms of asthma. *Thorax* 1981; **36**: 575–9.

8) National Institute for Health and Care Excellence. *Asthma: diagnosis and monitoring of asthma in adults, children and young people*. London: NICE, 2017.

9) Sverrild A, Porsbjerg C, Thomsen SF, et al. Airway hyperresponsiveness to mannitol and methacholine and exhaled nitric oxide: a random-sample population study. *J Allergy Clin Immunol* 2010; **126**: 952–8.

10) Anderson SD, Charlton B, Weiler JM, et al. Comparison of mannitol and methacholine to predict exercise-induced bronchoconstriction and a clinical diagnosis of asthma. *Respir Res* 2009; **10**: 4.

11) James A, Ryan G. Testing airway hyperresponsiveness using inhaled methacholine or histamine. *Respirology* 1997; **2**: 97–105.

12) 相良博典，田中明彦，大田進，ほか．気管支喘息患者に対するSK-1211（メタコリン塩化物）を用いた気道過敏性検査の有効性および安全性．アレルギー 2016；**65**：32–40.

13) Crapo RO, Casaburi R, Coates AL, et al. Guidelines for methacholine and exercise challenge testing-1999. This official statement of the American Thoracic Society was adopted by the ATS Board of Directors, July 1999. *Am J Respir Crit Care Med* 2000; **161**: 309–29.

14) Chai H, Farr RS, Froehlich LA, et al. Standardization of bronchial inhalation challenge procedures. *J Allergy Clin Immunol* 1975; **56**: 323–7.

15) Takishima T, Hida W, Sasaki H, et al. Direct-writing recorder of the dose-response curves of the airway to methacholine. Clinical application. *Chest* 1981; **80**: 600–6.

16) 牧野荘平, 小林節雄, 宮本昭正, ほか. 気管支喘息および過敏性肺臓炎における吸入試験の標準法. アレルギー 1982；**31**：1074–6.

17) 相良博典, 田中明彦, 大田進, ほか. 気管支喘息患者に対するSK-1211（メタコリン塩化物）を用いた気道過敏性検査の有効性および安全性. アレルギー 2016；65：32–40.

18) 日本喘息学会. 喘息診療実践ガイドライン 2023. 東京：協和企画, 2023.

19) 日本アレルギー学会喘息ガイドライン専門部会, 監修. 喘息予防・管理ガイドライン 2021. 東京：協和企画, 2021.

20) 牧野荘平, 池森亨介, 福田健, ほか. 気管支喘息におけるアセチルコリン吸入試験の標準法の臨床的検討. アレルギー 1984；**33**：167–75.

21) Cockcroft DW. Bronchial inhalation tests. I. Measurement of nonallergic bronchial responsiveness. *Ann Allergy* 1985; **55**: 527–34.

22) 瀧島任. 内科学の進歩：気道過敏性の臨床. 日内会誌 1987；**76**；20–5.

23) 木村啓二, 井上洋西, 瀧島任, ほか. 気道過敏性検査. 臨床検査 1987；**31**：133–42.

24) Hallstrand TS, Leuppi JD, Joos G, et al. ERS technical standard on bronchial challenge testing: pathophysiology and methodology of indirect airway challenge testing. *Eur Respir J* 2018; **52**: 1801033.

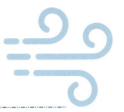

5章 その他の検査

1. 喘息の検査　3）F_{ENO}検査

1. はじめに

　一酸化窒素（nitric oxide：NO）は，気道の常在細胞や炎症細胞により産生され，気道や血管の機能調節に重要な役割を果たします．1991年にGustafssonらによって呼気中NOの存在が報告されました[1]．その後の研究で気管支喘息患者では呼気中のNO濃度（fractional exhaled NO：F_{ENO}）が高く，吸入ステロイドにより抑制されることが明らかになりました．現在，気管支喘息を中心に多数の報告があり，F_{ENO}は好酸球性気道炎症を捉える指標として臨床応用されています．また，血管平滑筋や気道平滑筋に対する拡張効果や非アドレナリン非コリン作動性抑制神経系の神経伝達などに内因性NOが関与していることが示されており，多くの呼吸器疾患への関与の可能性が指摘されています．

　F_{ENO}検査は，患者に呼気を呼出させるだけの非侵襲的な検査であり，リアルタイムでF_{ENO}を測定できる優れた検査方法です．F_{ENO}検査について以下で詳しく説明していきます．

2. F_{ENO}とは

　まずは生体におけるNOの働きについて知らなくてはなりません．一般的にNOの働きは，血管拡張作用，抗凝固作用，平滑筋の増殖抑制作用，神経伝達作用，殺菌作用，抗炎症作用や抗酸化作用が知られています．特に呼吸器領域では，肺の分化や発達に関与するとともに，細胞内の可溶性グアニル酸シクラーゼと結合して環状グアノシン一リン酸（cyclic guanosine monophosphate：cGMP）の合成を促し，肺血管や気管支に対して拡張作用を起こすことが知られています．

　このNOは，一酸化窒素合成酵素（nitric oxide synthase：NOS）により産生されます．神経型NOS（neuronal NOS：nNOS）・誘導型NOS（inducible NOS：iNOS）・内皮型NOS（endothelial NOS：eNOS）の3種類のアイソフォームに分かれ，NOはNOSによりアミノ酸の一種であるL-アルギニンからL-シトルリンに転換されるときに産生されます．これら3種類のアイソフォームは別々の遺伝子にコードされている独立した酵素ですが，相同性が高い特徴を持っています．そして，これらすべてのタイプのNOSが気道で検出されており[2]，それぞれのアイソフォームは気道における発現や病態生理学的役割が大きく異なっています．

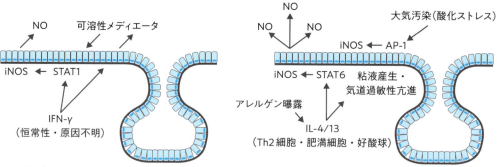

図1　気管支上皮における誘導型一酸化窒素合成酵素（iNOS）発現
健常者と気管支喘息患者について示しています．特に気管支喘息患者ではiNOSを介する経路が活性化しています．
AP-1：activator protein-1．

eNOSおよびnNOSは構成型NOS（constitutive NOS：cNOS）とよばれ，活性発現に細胞内カルシウム濃度上昇を必要とするため，cNOS由来のNOの産生量は多くありません．一方，iNOSは炎症性サイトカインやエンドトキシンによる刺激を受けて発現が増強されるため，細胞内カルシウム濃度に依存せず大量のNOを産生します．また，iNOSに比べてcNOSはその局在が気道内腔から遠いため，F$_{ENO}$のほとんどがiNOS由来と考えられています[2]．

iNOSの発現調節は健常者と気管支喘息患者とで異なっています．健常者の気道上皮ではIFN-γからシグナル伝達兼転写活性因子1（signal transducer and activator of transcription 1：STAT1）を介した経路でiNOSが発現していますが，気管支喘息患者の気道においてはTh2細胞，肥満細胞，好酸球などの炎症細胞から放出されたIL-4/IL-13からSTAT6を介した経路でiNOS発現が亢進しています[2]（図1）．これにより，F$_{ENO}$が健常者に比べ気管支喘息患者では高値になると考えられています．気管支喘息の病態の中心として持続性の気道炎症が存在し，この炎症の程度が重症度や気道過敏性を左右します．このことからもF$_{ENO}$測定は，気管支喘息の診断を補助するツール，または気道炎症のモニタリングに有用なツールと考えられています．

> **Mini Memo**
> **F$_{ENO}$は気道炎症の程度を反映する**
> - NOは一酸化炭素窒素合成酵素（NOS）によって産生される．
> - FeNOで測定されるNOは，ほとんどが誘導型NOS（iNOS）由来．
> - 炎症細胞（Th2細胞，肥満細胞，好酸球など）から放出されたIL-4/IL-13によりNOが増加する．

3. F$_{ENO}$測定の原理

F$_{ENO}$を測定する機器には，据置型と携帯型の2種類があります（表1）．

①据置型

据置型は化学発光法を測定原理としています．呼気サンプル中のNOを減圧下でオゾン

（ozone：O_3）と反応させることによって二酸化窒素（nitrogen dioxide：NO_2）が産生されます．これらの分子の一部は励起状態となり，基底状態に戻る際に光エネルギーが放出されます．この現象が化学発光であり，放出される光は600～3,000 nmの波長を持っています．この発光強度を光電子増倍管にて測定します．

　この据置型は，持ち運びができませんが，呼気バックで集めた検体をまとめて測定することが可能であるという特徴があります．すなわち，遠隔地や$F_{E_{NO}}$測定機器がない医療施設などでもこのバッグを使用して$F_{E_{NO}}$の測定が可能です．NOと反応しない素材で作製された

表1 $F_{E_{NO}}$測定器の比較

	測定原理	メリット	デメリット	機器名
据置型	化学発光法	専用のバッグに呼気を回収してまとめて測定ができる	保険適用外	NOA280i（Sievers社　），Logan model LR2149（Logan Research社）など
携帯型	イオン電極法	コンパクトで持ち運びが簡便である	保険適用（呼気ガス検査100点＋診断料140点）*	NIOX® MINO, NIOX® VERO（チェスト），NObreath®，NObreath® V2（原田産業）

$F_{E_{NO}}$測定器には据置型と携帯型の2種類があります．それぞれのメリット・デメリットなどについてまとめました．
＊：2024年現在

現在も国内販売している機器

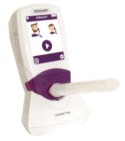

NObreath® V2

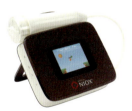

NIOX® VERO

国内販売を中止している機器

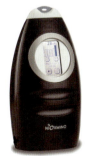

NIOX® MINO

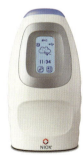

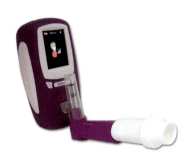

Nobreath®

図2 本邦で保険適用されている$F_{E_{NO}}$測定器
　現在本邦で購入可能な$F_{E_{NO}}$測定器は，NObreath® V2（原田産業）とNIOX® VERO（チェスト社）になります．国内販売は終了していますが，NIOX® MINO（2015年8月に国内販売終了）とNObreath®（2023年10月に国内販売終了）も保険適用の$F_{E_{NO}}$測定器になります．

バッグを使用すれば，数時間は安定した結果が得られます．ただし，バッグ内でNO濃度は24時間で約10％程度増加するとされており，回収した後はすぐに測定することが望ましいです．現在，NOA280i（Siever社，米国），Logan model LR2149（Logan Research社，中国）などの機器がありますが，本邦では保険適用となっていないため，研究用として使用されることがほとんどです．

②携帯型

携帯型はイオン電極法を測定原理としています．この方法では，NO濃度を電気信号に変換し，それを用いて測定を行います．NO分子がイオン電極の膜を介して電解液に到達し，化学反応により電子が発生します．生じた電流と変換されたNO分子とは比例するためNO濃度の測定が可能です．

携帯型の特徴はコンパクトで持ち運びが簡便であることです．保険適用となっているF$_{ENO}$測定機器は携帯型のもので，NIOX® MINO，NIOX® VERO（チェスト社，東京），NObreath®，NObreath® V2（原田産業，大阪）の4種類があり，本邦で現在（2024年4月）販売しているのはNO breath V2とNIOX VEROです（図2）．異なるメーカーの装置を使用する場合，F$_{ENO}$が乖離する可能性があります．これらの装置の間には良好な相関があるとされています[3]が，異なる方法で測定された結果を判断する際は慎重に行う必要があります．

4. 測定方法

F$_{ENO}$は呼気流速や呼出時の位相などさまざまな要因による影響を受けるため，測定条件を一定にする必要があります．F$_{ENO}$測定の手順については米国胸部疾患学会（American Thoracic Society：ATS）と欧州呼吸器学会（European Respiratory Society：ERS）によって標準化されています[4]．具体的な手順は以下の通りになります．坐位にてノーズクリップをせずに呼吸を整えてから行います．

- A）呼気流量によりF$_{ENO}$が変動するため，測定時には呼気流量を50mL/秒程度に維持する必要があります．NO濃度は流量が減少するほど上昇し，逆に流量が増加するほど低下します．呼気流量の許容範囲は±10％として，45～55mL/秒の範囲で呼気を行います．
- B）鼻腔などの上気道でも高濃度のNOが生成されるため，下気道由来のNOと鼻腔由来のNOを分離する必要があります．息を吐くときには，5～15cmH$_2$Oの呼気圧をかける必要があり，口腔内圧を上げて軟口蓋を閉じる必要があります．この処置により，上気道からのNOの混入が防止されます．
- C）F$_{ENO}$濃度は，鼻腔と死腔からのNOの混合により呼出早期にピークを迎えます．その後，一定期間プラトーを形成します．測定条件が一定であれば，このプラトー

内のNO濃度は安定します．この値は気道由来のNO濃度の低さに相当し，この安定した値を得るために呼気に抵抗を与え呼気速度を一定にします．小児では少なくとも6秒，成人では8秒の呼気によりプラトーが形成されます．通常，成人で約10秒間の連続呼気を行うことは問題ありません．

当院でNIOX VEROを用いた具体例を図3に示します．

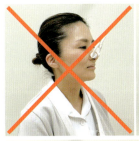
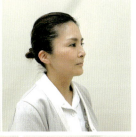

①ノーズクリップをせずに呼吸を整えてから行います．

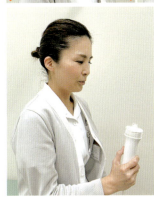
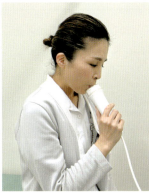
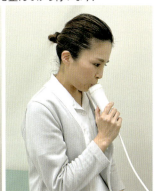

②マウスピースを咥えないで，最大呼出します．

③マウスピースを咥えて，フィルターを通し最大吸気します．

④呼気流量を50mL/秒程度に維持し，10秒間呼出します．

図3 当院でNIOX VEROを用いた具体例

5. 測定時の注意点

F$_{ENO}$はさまざまな因子（薬剤・喫煙・運動・日内変動など）や疾患（アトピー・副鼻腔炎・感染症など）に影響されます．そのため測定前の喫煙・飲酒・運動・抗炎症薬の投与は極力避け，可能なかぎり測定に影響を与える因子を除去することが肝心です．

硝酸塩や亜硝酸塩が窒素分子に還元されるときにNOが産生されるため，硝酸塩を多く含むサラダ菜，ほうれん草，牛蒡などの食品がF$_{ENO}$に影響する可能性があり，測定前1時間は摂取を避けることが望ましいとされています[4]．

現喫煙者は非喫煙者に比べてF$_{ENO}$が低くなります．また喫煙後にはF$_{ENO}$が急速に低下することが知られています．これはタバコ煙に含有されるNOがiNOSの酵素活性を低下させることや，タバコ煙に高濃度に含まれる活性酸素

Mini Memo
F$_{ENO}$に影響を与える因子の例

- 食品（サラダ菜，ほうれん草，牛蒡など）
- 喫煙
- 肥満
- アレルゲン

とNOが速やかに反応して消費されるためです．

また，肥満を伴う喘息においては，肥満関連の種々の因子が気道における好中球性炎症を増強させることにより症状を修飾する可能性があります．喫煙者同様にFeNOが低くなることが知られており，注意が必要です．

環境アレルゲンに対する特異的IgE抗体が検出されるアトピーの場合，感作アレルゲンの増加に伴いFeNOは上昇します[5]．アレルゲンにより肥満細胞などから放出された炎症性サイトカインが気道上皮細胞におけるiNOSの発現を増強させると考えられています．

喘息の有無に関わらず，アトピー，アレルギー性鼻炎，好酸球性副鼻腔炎の患者では，下気道に炎症細胞の浸潤を認めるため，FeNOはこの炎症を反映すると考えられています．

6. 臨床応用

FeNOが高値を示した場合は，どんな呼吸器疾患が考えられるでしょうか．代表的な気管支喘息をはじめいくつかの疾患についてみていきたいと思います．

1 気管支喘息・咳喘息

FeNOはアレルギー性気道炎症の指標として有用であり，気管支喘息や咳喘息の診断や治療効果のモニタリングに役立ちます[6)～8)]．特に，気管支喘息患者ではFeNOの上昇が重症化と関連し，治療反応性を予測するバイオマーカーとしても機能します[9]．

2 COPD・α₁アンチトリプシン欠乏症

FeNOは慢性閉塞性肺疾患(chronic obstructive pulmonary disease：COPD)におけるタイプ2炎症のマーカーとして知られ，増悪リスクや治療反応性の予測に役立ちます[10) 11)]．α_1アンチトリプシン(α_1-antitripsin：AAT)欠乏症はCOPD発症の重要な危険因子と考えられている遺伝性疾患です．重度のAAT欠乏症は，健康な非喫煙者やCOPD患者と比較してFeNOが低いことが特徴です[12]．一方，血漿AAT値の低下していない患者は，FeNOの上昇を示し，血漿AAT値と逆相関を示します[13]．このような患者では，FeNO測定は気道炎症の進行をモニターするために重要であると考えられています．

3 間質性肺炎

間質性肺炎に罹患した患者では，健常者と比較して，FeNOが上昇していることが報告されています．また，FeNOは間質性肺炎における運動耐容能のマーカーである可能性が指摘されています[14]．

4 睡眠時無呼吸症候群

睡眠時無呼吸症候群は気道および全身の炎症を特徴とする睡眠障害です．睡眠時無呼吸症候群の患者ではFENOが高いものの，疾患の重症度とは関連しないことが報告されています[15]．FENOは睡眠時無呼吸症候群の予測因子の一部であり[16]，患者の状態を総合的に評価する際に利用されます．

5 閉塞性細気管支炎症候群

閉塞性細気管支炎症候群は，主に肺や骨髄の移植後に発症する移植片対宿主病の一形態です．FENOは閉塞性細気管支炎症候群の発症や病状の安定性を評価するのに役立ちます．特に，肺移植後のFENO測定は閉塞性細気管支炎症候群の予測に有効です[17]．移植後の呼吸不全にはタイプ2炎症が関与している可能性があり[18] [19]，移植後に閉塞性細気管支炎症候群が疑われる場合，FENO測定の有効性が期待されます．

7. FENO測定と医療経済

日常の診療においてFENO測定の有用性を費用対効果の観点から検討した報告がいくつかあります．成人の気管支喘息患者を質問票によって管理する群と，質問票とFENO検査を併用する群を1年間評価した結果，FENO検査併用群では非常に優れた費用対効果が示されました[20]．同様の結果が若年患者においても得られています[21]．FENO測定は費用対効果の良好な検査であり，医療費負担を減らす意味でも有用な検査と考えられます．

8. 測定のコツ

FENO検査では，十分な呼気を維持することが重要です．前述していますが，呼気を一定の強さで約10秒間呼出する必要があります．被検者によってはこれが難しくFENO測定における障壁となることがあります．10秒間吹き続けるイメージを持ってもらい，実際にマウスピースを取り付け，疲れない程度に数回練習することで，スムーズに検査できるようになることをたびたび経験します．

FENO測定においても慣れない検査でありストレスを感じる患者は多く，このストレスが要因でうまく検査ができないことも時折経験します．あくまで診断の補助になる検査なので，例えできなくても問題ない旨を伝えることでいくぶんストレスが軽減できると考えます．

9. おわりに

FENO検査は，好酸球性気道炎症を数値として客観的に評価でき，気管支喘息の治療選択や効果判定に有用な検査です．また，患者自身が気道炎症の程度を知ることができ，治療効果を感じられ，治療継続のモチベーションにも繋がります．日常診療におけるFENO検査の必要性は，今後さらに増すと考えられます．FENO検査は，疾患や環境などの影響や，機種による結果の差異などを考慮した解釈が必要となりますが，非常に簡便であり非侵襲的であり有用な検査です．FENO測定機器の導入がされていない施設もまだ多い現状ではありますが，さらに広く普及していくことにより，多くの気管支喘息患者で治療・管理を最適化ができると思われます．

＊文献

1) Gustafsson LE, Leone AM, Persson MG, et al. Endogenous nitric oxide is present in the exhaled air of rabbits, guinea pigs and humans. *Biochem Biophys Res Commun* 1991; **181**: 852–7.

2) Alving K, Malinovschi A. Basic aspects of exhaled nitric oxide. In: Horvath I, de Jongste JC, eds. *Exhaled biomarkers*. Lausanne: European Respiratory Society Monographs, 2010: 1–31.

3) Molino A, Fuschillo S, Mosella M, et al. Comparison of three different exhaled nitric oxide analyzers in chronic respiratory disorders. *J Breath Res* 2019; **13**: 021002.

4) American Thoracic Society, European Respiratory Society. ATS/ERS recommendations for standardized procedures for the online and offline measurement of exhaled lower respiratory nitric oxide and nasal nitric oxide, 2005. *Am J Respir Crit Care Med* 2005; **171**: 912–30.

5) Scott M, Raza A, Karmaus W, et al. Influence of atopy and asthma on exhaled nitric oxide in an unselected birth cohort study. *Thorax* 2010; **65**: 258–62.

6) Zhang L, Liu S, Li M, et al. Diagnostic value of fractional exhaled nitric oxide in cough–variant asthma: an updated meta-analysis. *J Asthma* 2020; **57**: 335–42.

7) Malerba M, Ragnoli B, Azzolina D, et al. Predictive markers of bronchial hyperreactivity in a large cohort of young adults with cough variant asthma. *Front Pharmacol* 2021; **12**: 630334.

8) Petsky HL, Cates CJ, Kew KM, et al. Tailoring asthma treatment on eosinophilic markers (exhaled nitric oxide or sputum eosinophils): a systematic review and meta-analysis. *Thorax* 2018; **73**: 1110–9.

9) Ricciardolo FLM, Silkoff PE. Perspectives on exhaled nitric oxide. *J Breath Res* 2017; **11**: 047104.

10) Alcázar-Navarrete B, Rodríguez OR, Baena PC, et al. Persistently elevated exhaled nitric oxide fraction is associated with increased risk of exacerbation in COPD. *Eur Respir J* 2018; **51**: 1701457.

11) Antus B, Barta I, Horvath I, et al. Relationship between exhaled nitric oxide and treatment response in COPD patients with exacerbations. *Respirology* 2010; **15**: 472–7.

12) Malerba M, Clini E, Cremona G, et al. Exhaled nitric oxide in patients with PiZZ phenotype-related a_1-antitrypsin deficiency. *Respir Med* 2001; **95**: 520–5.

13) Malerba M, Ragnoli B, Radaeli A. Exhaled nitric oxide levels in alpha-1-antitrypsin PiMZ subjects. *J Intern Med* 2009; **265**: 382–7.

14) Cameli P, Bargagli E, Refini RM, et al. Exhaled nitric oxide in interstitial lung diseases. *Respir Physiol Neurobiol* 2014; **197**: 46–52.

15) Duarte RLM, Rabahi MF, Oliveira-e-Sá TS, et al. Fractional exhaled nitric oxide measurements and screening of obstructive sleep apnea in a sleep-laboratory setting: a cross-sectional study. *Lung* 2019; **197**: 131–7.

16) Bucca C, Brussino L, Maule MM, et al. Clinical and functional prediction of moderate to severe obstructive sleep apnoea. *Clin Respir J* 2011; **5**: 219–26.

17) Neurohr C, Huppmann P, Leuschner S, et al. Usefulness of exhaled nitric oxide to guide risk stratification for bronchiolitis obliterans syndrome after lung transplantation. *Am J Transplant* 2011; **11**: 129–37.

18) Verleden SE, Ruttens D, Vandermeulen E, et al. Elevated bronchoalveolar lavage eosinophilia correlates with poor outcome after lung transplantation. *Transplantation* 2014; **97**: 83–9.

19) Keane MP, Gomperts BN, Weigt S, et al. IL-13 is pivotal in the fibro–obliterative process of bronchiolitis obliterans syndrome. *J Immunol* 2007; **178**: 511-9.
20) Honkoop PJ, Loijmans RJB, Termeer EH, et al. Symptom- and fraction of exhaled nitric oxide-driven strategies for asthma control: a cluster-randomized trial in primary care. *J Allergy Clin Immunol* 2015; **135**: 682-8.e11.
21) Beerthuizen T, Voorend-van Bergen S, van den Hout WB, et al. Cost-effectiveness of FE_{NO}-based and web-based monitoring in paediatric asthma management: a randomised controlled trial. *Thorax* 2016; **71**: 607-13.

5章 その他の検査

1. 喘息の検査　4）呼吸抵抗（Rrs）（オシロメトリー法）

1. はじめに

　横隔膜など胸郭の呼吸運動により，肺胞の中の空気（肺胞気）は常に入れ換わり，その結果，酸素が体内に供給され，二酸化炭素が体外に排出されます．肺胞気の入れ換えを行うことは「換気」とよばれます．この際，大気と肺胞の間には気道が介在して空気が出入りすることになります．呼吸器系全体でみた場合，換気には，呼吸筋力，抵抗，弾性，慣性などの力学的な要素が関わっており，このうち，気道の抵抗や呼吸器系の弾性は特に病態との関わりが多くなります．

　オシロメトリー法は生理的評価法の一つで，換気に関わる呼吸器系の抵抗と弾性および慣性の評価に用いられています．被検者の努力を要さず，安静換気で非侵襲的に測定可能という点が特長となります．これにより，低肺機能の被検者でも測定による負担が少なく，スパイロメトリーでは測定に協力を得にくい被検者（小児など）にも対象を拡げることが可能となります．また坐位や臥位などさまざまな姿勢で測定が可能な点も特長といえるでしょう．肺活量や1秒量を直接得ることはできませんが，スパイロメトリーを補完する役割を果たす検査と位置付けられます．すでに保険適用となっており，小児科や呼吸器科で喘息を中心に広く臨床応用されています．さらに，さまざまな点に関して発展的応用が期待されています．

2. 名称の変遷について

　オシロメトリー（oscillometry）の原法は1950年代に開発され[1]，以来，「オシレーション法」あるいは「強制オシレーション法（forced oscillation technique：FOT）」とよばれてきました．2020年の欧州呼吸器学会（European Respiratory Society：ERS）のTask Forceによる報告[2]以来，後述する『広域周波にわたるFOT』について「オシロメトリー法」と呼称するようになりました．日本では「広域周波オシレーション法」と呼ばれているものですが，今後，少なくとも学術的な議論の場では，「オシロメトリー法」の名称が標準になっていくものと思われます．

3. 測定原理（図1）

　5～35Hz程度の空気の振動波（オシレーション波）を発生させます．ウーハー型のスピーカーなどで機械的に空気振動を発生させることが一般的です．このオシレーション波は管を通して被検者の口元に送り込まれ，被検者が開口し声帯が閉じていなければ，オシレーション波は多少の減衰をしながらも気道を通して呼吸器系の隅々まで伝搬されることとなります．

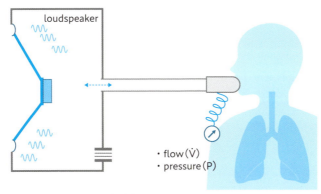

図1　オシロメトリー法測定の原理
空気振動を呼吸器系に加え，口腔内圧と気流量をモニターする．

　管の端にはマウスピースが付いた測定器が接続されており，被検者には空気の漏れが生じないようにマウスピースをしっかり咥えてもらい，安静換気を行ってもらいます（図1）．測定器部分には管内に生じた圧と空気の流量（flow）を感知するセンサーが内蔵されていて，管内の気流量（$\dot{V}$，単位は通常L/秒）と圧〔管内の圧が口腔内圧と同等と考えらえられるため，口腔内圧（mouth pressure：Pm）と表記されることが多い〕が連続的に測定されます．なお，圧の基準は測定時の外気の圧とするので，Pmは外気と管内の圧差を表します．

　オシロメトリー法の結果は，安静換気の波形に乗ったオシレーション波によって起こされた$\dot{V}$とPmの変化から計算されます（図2）．例えば，同じPmの変化に対して抵抗が大きいか小さいかで$\dot{V}$の大小が変化します．オシレーション波としては，単一の周波数だけではなく，広域の周波数を含むインパルス波やノイズ波などが用いられるため，それらの計算は周波数ごとにも行われることになります．以前は手計算で行われていましたが，現在はフーリエ変換などを用いて，コンピュータが瞬時に計算を行い，結果が示されるようになっています．

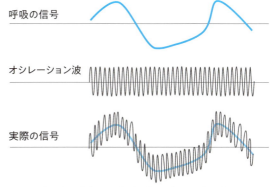

図2　呼吸（口腔内圧，気流量）の波形に乗ったオシレーション波

4. 測定指標

1 測定指標の名称

　元来，換気に関わる抵抗値は，求めようとする区間の両端の圧の差とその際の流量から，電気回路のオームの法則と同様の原理で計算されてきました〔抵抗＝圧／流量（$R = P/\dot{V}$）〕．気道抵抗では，Pmと肺胞内圧の差，肺抵抗ではPmと胸腔内圧の差が想定されています．オシロメトリー法の場合，Pmと外気圧の差ですので，胸壁を通り越して呼吸器系全体の抵抗として想定します．このため，オシロメトリー法によって求めた抵抗は，呼吸抵抗（respiratory system resistance：Rrs）とよばれます．後述する弾性および慣性を表すリアクタンス，あるいは抵抗とリアクタンスを総合した概念であるインピーダンスの場合には，それぞれ呼吸リアクタンス（respiratory system reactance：Xrs），呼吸インピーダンス（respiratory system impedance：Zrs）とよびます．

2 呼吸抵抗（Rrs）

　呼吸器系の力学的要素には抵抗，弾性，慣性の3つがありますが，Rrsは抵抗の要素を反映しています．Rrsは呼吸器系全体の抵抗を示す指標であり，気道抵抗（Raw），肺の組織抵抗（Rti），胸郭抵抗（Rcw）を成分として含みます．このうち，Rawは口側から肺胞に至るまでの空気が通る際の抵抗であり，気道径が狭くなるほど高くなります．すなわちRawは気道径を反映する指標と考えてよいことになります．RtiやRcwは，それぞれ肺の組織や胸郭自体が呼吸運動で伸縮を繰り返す際の内部の摩擦などの抵抗を意味していて，肺の組織や胸郭がより滑らかに動けばそれら抵抗は低くなります．なお，厳密には，Rrsは測定系内に存在する空気に生じる内部抵抗も含んでいるのですが，話が複雑になるため本書では省略します．

　オシレーション波を最も単純な「単一周波数の正弦波」と仮定すると，オシレーションによって生じたPmも$\dot{V}$の変化も単一周波数の正弦波となります．力学的特性が抵抗の要素だけであり，弾性や慣性が呼吸器系内になければ，Pmと$\dot{V}$の波形の山や谷のタイミングは完全に一致します．ちなみに，正弦波の位相は「1周期を360度とする回

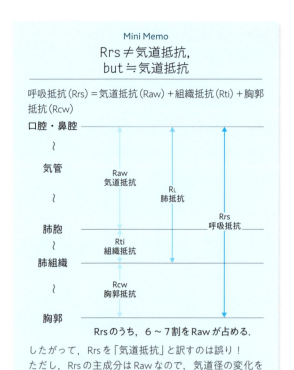

Mini Memo
Rrs ≠ 気道抵抗，
but ≒ 気道抵抗

呼吸抵抗（Rrs）＝気道抵抗（Raw）＋組織抵抗（Rti）＋胸郭抵抗（Rcw）

Rrsのうち，6〜7割をRawが占める．
したがって，Rrsを「気道抵抗」と訳すのは誤り！
ただし，Rrsの主成分はRawなので，気道径の変化を推測する手掛かりとして利用できる．

転する角度」で表すことができ，この場合は「Pmと$\dot{V}$の位相差が0度である」と表現されます．Rrsは，Pmと$\dot{V}$の比（Pm/$\dot{V}$）を計算することで求められますが，実際の生体の測定では，Pmと$\dot{V}$には後述するような位相差が生じます．波の性質として，位相差のある波は「位相差が0度である波」と「90度の波」に分けることができ，Rrsは位相差0度の波の成分を計算に用いています（位相差90度の波については「呼吸リアクタンス（Xrs）」にて述べます）．

3つの成分からなるRrsですが，その主たる成分はRawです．このため，Rrsの変化をもってRawの変化を想定することが多いです．Rawの変化は気道径の変化を反映していると考えられるため，喘息発作などではRrsが高くなり，気管拡張薬吸入などで気道拡張が起こればRrsは低くなるので，検査時点での病態を知ることができます．

3 呼吸リアクタンス（Xrs）

オシレーション波を単一周波数の正弦波とし，測定系内には弾性の要素だけあると仮定した場合，$\dot{V}$の波からPmの波は90度先行しています．同様に，慣性の要素しかないと仮定すると，$\dot{V}$の波からPmの波は90度遅れます．弾性と慣性が両方存在する場合，Pmの波は180度の位相差がありますので，互いに打ち消し合う関係となり，弾性と慣性のどちらが優勢であるかでプラス（慣性）かマイナス（弾性）の符号が決まります．

Xrsは$\dot{V}$とPmの位相差が90度の波の成分を用いて計算された指標で，呼吸器系と測定系内に存在する空気の弾性と慣性の和を反映しています．すなわち，Xrsの値は正または負の値をとり，正の方向は慣性の影響，負の方向は弾性の影響が大きいことを表します．弾性と慣性が釣り合っている「共振」の状態では，弾性と慣性がお互いに打ち消しあってXrsはゼロとなります．Xrsは「肺の硬さ」または「空気の入りにくさ」（肺実質または気道の異常による）と理解できます．

4 呼吸インピーダンス（Zrs）

呼吸筋が作り出す力によってどれくらいの気流が得られるのかは，RrsおよびXrsによって決まってきます．一般に，RrsやXrsが大きければ得られる気流は低くなり，小さければその逆となります．ZrsはRrsとXrs，すなわち抵抗と慣性および弾性のすべてを成分として含み，気流に抗する全体の影響の大きさを表す総合指標といえます．ZrsとRrsおよびXrsには以下の関係があります．

$$Zrs^2 = Rrs^2 + Xrs^2$$

当初，Zrsは記録紙に記録されたPとVの振幅をノギスで計測し，その比（$\varDelta P/\varDelta V$）として簡便に計算していました．現在ではコンピュータにより時々刻々変化するZrsも簡単かつ瞬時に解析されるようになりました．

なお，詳しい文献には数式として示されていますので参考までに紹介しますが，Zrsは工学理論的に虚数を用いて表現されています．

$$Zrs = Rrs + jXrs$$

この場合において，Rrsは実部，Xrsは虚部と表現され，Zrsは複素平面上のベクトルの大きさを意味しています[2]．

5. 広域周波オシレーション

被検者の口元から送り込まれるオシレーション波の周波数によって，RrsやXrsが変化することが知られています．簡単に言ってしまうと，周波数が大きいほど空気は早く動かされます．空気の物性や気道壁との相互関係などがその要因となります．

大切なことですが，このようにして求めたRrsとXrsの周波数特性こそが，オシロメトリー法において病態を反映する重要な情報として用いられています．正弦波は単一の周波数しか含まないのに対し，ノイズ波やインパルス波は広域の周波数帯を含みます．オシロメトリー法は，従来の検査法であったFOTで用いていた正弦波の代わりに，これらの広域周波オシレーションを用いています．もちろん，周波数ごとに膨大な手計算をする必要はなく，コンピュータでフーリエ変換を用いて周波数を分離して自動的に計算が可能です．したがって，測定を短時間行っただけで，種々の周波数におけるRrsとXrsを得ることが可能であり，言い換えればRrsとXrsの周波数特性を一気に得ることができるようになったわけです．一般に，解析は5～35Hz程度の周波数帯が用いられます．検査結果の表記方法ですが，例えば5HzにおけるRrsは「R5」と周波数を併記します．Xrs，Zrsも同様です．

1 周波数特性としての周波数依存性

a) Rrsの周波数依存性

健常成人ではオシレーションの周波数を変化させてもRrsはほぼ一定の値をとります（**図3**）．一方，健常小児や，成人の喫煙者，慢性閉塞性肺疾患（chronic obstructive pulmonary disease：COPD）患者の場合，低い周波数ではRrsが高く，周波数が高くなるほどRrsが低くなるような周波数特性がみられます．これをRrsの周波数依存性とよびます[2)3)]．この周波数依存性は肺組織の力学的特性の不均一さ，およびそれに基づく不均等換気，動的気道狭窄，オシレーションのシャント効果，乱流など流体力学的な影響などで生じると考えられています[4)5)]．

特に，周波数依存性の指標として，R5とR20の差（R5－R20）がよく用いられています．基本的にR5－R20は，単に周波数依存の程度を示します．しかし，しばしば末梢気道抵抗

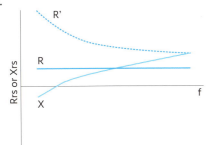

図3　オシロメトリー法による周波数特性の例

健常例(a)では，Rrsに周波数依存はなく(R)，Xrsは低周波数で陰性，高周波数で陽性の右肩上がりの曲線となります．Xrs＝0となる周波数は共振周波数(Fres)です．なお，小児では，Rrsにも周波数依存がみられます(R')．
閉塞性疾患の典型例(b)では，Rrsが全体に高く，また低周波数でより高くなる周波数依存性を有します．Xの特性曲線は陰性側に推移して陰性方向に変化し，Fresが大きくなります．

(黒澤一．広域周波オシレーション法，医学のあゆみ 2013；**244**：951-6 より転載)

と関連付けて解釈されていることがあり，注意が必要です．例えば，COPDでは早期に生じる気腫性病変は末梢にあり，末梢のマーカーとの統計的有意性が見出されることがあります．しかしながら，R5－R20は末梢の抵抗値そのものではありません．気道は末梢(肺胞)に至るまでに二分岐を26回繰り返すため，末梢の気道断面積の総和は指数関数的に増加しており，末梢気道抵抗が増大するには相当程度の末梢気道が閉塞する必要があり，初期段階のCOPDにおけるR5－R20の増大の説明がつきません．R5－R20はあくまでRrsの周波数依存性の指標であり，末梢気道抵抗上昇と拡大解釈してはいけないということです[4]．

b) Xrsの周波数特性

Xrsは低い周波数では弾性に強く影響され，高いと慣性の影響が大きくなります．そのため，Xrsの周波数特性では，生理的に周波数依存性がみられ(**図3**)[6]，一般に低周波数から高周波数にかけて，負から正に変化します．Xrsが0となる周波数は共振周波数(Fres)とよばれ，弾性と慣性が釣り合ってちょうど打ち消しあう周波数です．X5は通常負の値であり，ゼロ水準とX5およびFresで囲まれた領域の面積をAxとして算出します．

6. オシレーション法における測定値の解釈

1 機種の違い

測定に用いる機種によって測定値や特性に違いが生じることが知られています．Rrsでは問題になるほどの差ではないのですが，Xrsでは無視できない差があると報告されていて[7]，その原因も特定されていません．このため，特にXrsで測定値の大小や経時的変化を論じる際には，測定された機種が同一であるか否かについても注意が必要となります．

2 Rrs

Rrsは測定値の高低と周波数依存性の程度を評価します．Rrsの正常値として正式に認定されたものはまだありませんが，大きなコホートの成績が報告されており，参考になります[8)9)]．これらによると，R5の最頻値は男性で1.79，女性で2.84（単位はいずれもcmH$_2$O/L/秒）であり，男女差が見られました（表1）[9)]．

さらに，女性は高齢ほどRrsが高くなる傾向が見られましたが，男性では年齢とRrsの関係は有意ではありませんでした．一方，男女ともにBMIが高いほどRrsは高かったようです．

表1　コホート調査におけるオシロメトリー最頻値と平均値

	男 (n = 4,886)	女 (n = 11,345)
最頻値	1.79	2.84
平均値	2.51	3.30

単位：cmH$_2$O/L/秒，使用機器 MostGraph-01．
（Miura E, Tsuchiya N, Igarashi Y, et al. Respiratory resistance among adults in a population-based cohort study in Northern Japan. Respir Investig 2019; 57: 274–81 より転載）

気道の閉塞機転があればRrsは高くなり，逆に気道が拡張していれば低くなるので，閉塞性換気障害を呈するCOPDや喘息では重症例ほど高値となる傾向がみられます．また，上気道閉塞，中枢気道の占拠性病変などでも，気道の閉塞の程度に応じてRrsが高まります．

オシレーション法では気道の収縮と拡張を簡単に評価できるため，気道過敏性の評価（アストグラフ法による気道過敏性試験）や気管支拡張薬の薬効評価など，治療効果判定や病態の把握にすでに臨床応用されています．また，喘息ではスパイロメトリーと同様に可逆性をみることができます．可逆性に関する評価ではスパイロメトリーとオシロメトリーで結果が異なることがあり，特に気道閉塞が軽度の場合には努力非依存性な検査であるオシロメトリーにのみ可逆性が見られることがあります．

成人においてRrsの周波数依存性（R5 − R20）は喫煙者，COPDでみられることが多く，最も典型的とされています．喘息の場合，軽症例では周波数依存性はみられないのですが，重症になるほどRrsの周波数依存性が明らかに出現してきます．中枢気道の占拠性病変では，単にRrsが高くなるだけでなく，顕著な周波数依存性を伴うことがあります．一方，小児では生理的なRrsの周波数依存性が見られますが，成長に伴って周波数依存性は小さくなっていきます．

3 Xrs および Fres

Xrsについて女性は男性よりも若干陰性側の値を呈しますが，Rrsほどの大きな性差はありません．また，BMIが高いほどX5はより負の値をとる傾向にあります[8)9)]．Fresの成人の平均値は男女とも，MostGraph®（チェスト社，東京）で7Hz前後[8)]，MasterScreen IOS（Jaeger社，ドイツ）やtremoflo®（THORASYS社，カナダ）では9～10Hz前後[10)]です．これらの平均特性は，弾性と慣性のバランスが変化することで，正または負の方向に偏移します．慣性に比較して弾性の影響が強くなる場合，Xrsの曲線は陰性側に偏移し，その逆では

表2 Xrs測定値および周波数特性曲線の解釈

Xrs	X5	Fres	Ax	考えられる病態
より陰性側に偏移	more negative	↑	↑	閉塞性疾患（喘息，COPDなど），拘束性疾患（間質性肺炎，胸郭異常，など）小児
より陽性側に偏移	less negative	↓	↓	高身長，マルファン症候群，など

陽性側に偏移します．この偏位に合わせてFresは増加，あるいは低下することになります．**表2**にその際の各指標の動きの概略をまとめました．

　COPD（特に肺気腫）では肺組織自体の弾性は低いですが，動的状態では呼気が不十分になるために肺の中に空気が貯留し，見かけ上の弾性は高くなります．このことは，例えばビニール袋の材質は柔らかいが，空気を入れて膨らませれば弾性が出ることをイメージするとわかりやすいかと思います．このため，COPDでは弾性の影響が大きくなり，健常者と比較してXrsの曲線は陰性側に偏移し，Fresは増大する結果となります．

　小児では，気道内の空気の絶対量が少ないため，その分の慣性の影響が弱くなり，Xrsの曲線は成人と比べて陰性側に偏移しています．逆に高身長の成人であったり，あるいは病的に身体サイズが大きく，気道内の空気の絶対量が多かったりする場合には，その慣性の影響が相対的に強くなるため，特性曲線は陽性側に偏移し，Fresは低下します．

7. 応用

1 臨床

　非侵襲的に安静換気下で検査でき，坐位でも仰臥位でも検査が可能で，被検者側の負担が少ないことなどから，小児から高齢者，神経筋疾患患者に至るまで幅広く，種々の病態で臨床応用が可能となります．ただし，検査中はオシレーション波が口から断続的に連続して送り込まれるので，頬を両手で支え，口腔内容積が変化しないように注意しなければなりません．被検者が自分で頬を押さえられない場合には，検査者が代わりに頬を押さえてもよいでしょう．

　Rrsには気道抵抗（Raw）の成分が主要素として含まれていることから，気管支喘息の状態把握，経過観察，治療効果確認に非常に有用です．気道過敏性試験のほか，気道可逆性を判断する試験に併用したり，呼気NOと組み合わせて喘息の要素のある咳の鑑別[11]などに使われたりしています．喫煙者の一部で，スパイロメトリーよりも早期にRrsやXrsに変化が認められることから，COPDの早期発見や，禁煙外来の有用なツールとしても用いられる可能性もあります．また，重症COPDでは気流制限とXrsの関連を病態評価に活用することが試みられています．この他，睡眠時無呼吸症候群で上気道のメカニクスの評価を治療に活かすなど，今後ますます応用の範囲が広がるものと期待されています．

2 MostGraph

MostGraph®（チェスト社，東京）は国産のオシロメトリー機器です．結果が数値のみならず，3Dカラーグラフとして可視化されるのが大きな特長です．

図4は59歳男性のCOPD（Ⅰ期）患者の測定例です．山が横に並んで見えています．X軸は時間軸で，時間経過とともに変化の繰り返しがみられます．この繰り返しは安静呼吸によって起きていて，深い谷は吸気相，高い山は呼気相にそれぞれ一致しています．グラフの高低を示すZ軸は

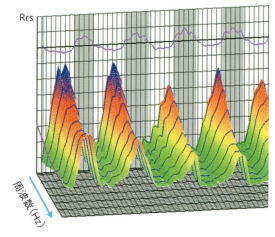

図4 MostGraphによる3D表示の例
（59歳男性，COPD stage 1）

Rrsで，形だけでなく色でもRrsの高低がわかるようになっています．つまり，山の形や色で，そのときの換気の状態が推定可能というわけです．数値で考えるよりも直観的に視覚で理解できます．

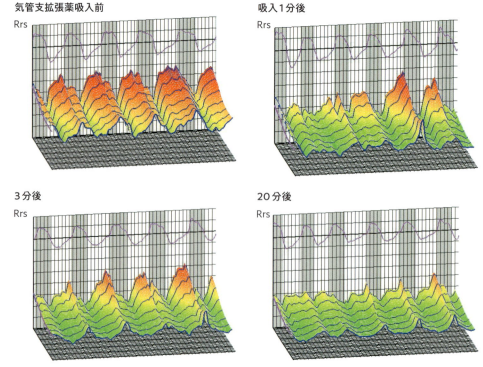

図5 MostGraphによる3D表示（32歳男性，気管支喘息患者でみられた薬物吸入後の変化）

図5は32歳男性の気管支喘息患者の測定例です．短時間作用型気管支拡張薬吸入後，スパイログラムではほとんど変化はみられませんでしたが，吸入1分後から素早くRrsが低下したことが色の変化から理解できます．この患者は明らかな発作ではありませんでしたが，吸入ステロイド薬の定期吸入を数日怠っていたことが事後にわかりました．

8. おわりに

　オシロメトリーは全世界でみると種々の機器が市販化されており，ますます発展していくと考えられます．非侵襲的な検査であり，MostGraphなどの機器では，視覚的に訴えて，患者にもわかりやすいと思います．結果の解釈は厳密にはまだ難しいところもありますが，喘息などで感覚的に状態の善悪を判断できることは，臨床の現場では非常に役に立つものと思われます．研究報告も和文および英文で多数発表されていますので，興味のある方は積極的に参考にしてください．

＊文献

1) Dubois A, Brody A, Lewis D, et al. Oscillation mechanics of lungs and chest in man. *J Appl Physiol* 1956; **8**: 587–94.

2) King GG, Bates J, Berger KI, et al. Technical standards for respiratory oscillometry. *Eur Respir J* 2020; **55**: 1900753.

3) Grimby G, Takishima T, Graham W, et al. Frequency dependence of flow resistance in patients with obstructive lung disease. *J Clin Invest* 1968; **47**: 1455–65.

4) Kurosawa H. Functional properties of lower airway estimated by oscillometry: is oscillometry useful for detecting lower-airway abnormalities? In: Yamagushi K, ed. *Structure-function relationships in various respiratory systems: connecting to the next generation.* Singapore: Springer Nature Singapore, 2020: 137–45.

5) Shirai T, Kurosawa H. Clinical application of the forced oscillation technique. *Intern Med* 2016; **55**: 559–66.

6) 黒澤一．広域周波オシレーション法，医学のあゆみ 2013；**244**：951–6.

7) Tanimura K, Hirai T, Sato S, et al. Comparison of two devices for respiratory impedance measurement using a forced oscillation technique: basic study using phantom models. *J Physiol Sci* 2014; **64**: 377–82.

8) Abe Y, Shibata Y, Igarashi A, et al. Reference values of MostGraph measures for middle-aged and elderly Japanese individuals who participated in annual health checkups. *Respir Investig* 2016; **54**: 148–55.

9) Miura E, Tsuchiya N, Igarashi Y, et al. Respiratory resistance among adults in a population-based cohort study in Northern Japan. *Respir Investig* 2019; **57**: 274–81.

10) Lundblad LKA, Miletic R, Piitulainen E, et al. Oscillometry in chronic obstructive lung disease: in vitro and in vivo evaluation of the impulse oscillometry and tremoflo devices. *Sci Rep* 2019; **9**: 11618.

11) 市川裕久，永井仁志，森規子，ほか．咳嗽診療における呼気中NOとモストグラフの有用性の検討．日呼吸ケアリハ会誌 2015: **25**: 253–7.

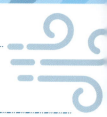

5章 その他の検査

1. 喘息の検査　5)呼吸中枢機能検査

1. 呼吸中枢機能検査とは

　ヒトの呼吸には，いくつかの特徴があります．1つ目の特徴として，無意識下でも意識下でも呼吸が行われる点です．自分の意志で呼吸を一時的に止めることはできますが，心臓は止められません．無意識下の呼吸と，意識的な呼吸では，働く呼吸調節の機序が異なります．2つ目の特徴として，脳（上位中枢）からの呼吸の刺激により，肺という臓器が直接膨張したり収縮したりしない点です．呼吸の刺激が横隔膜をはじめとする胸郭に伝わり，胸郭を構成する横隔膜や外肋間筋が収縮して胸腔の圧が変化することで肺が膨らみます．

　呼吸中枢機能検査は，無意識に行われている呼吸調節の機能を数値化して評価する検査です．その際に，胸郭の影響を考慮する必要がありますが，胸郭の動きに異常がない場合には純粋に上位の呼吸中枢の活動（無意識に，患者の呼吸中枢に生じている活動）を反映する検査といえます．呼吸中枢の異常は，脳の画像検査でも一般的には検出できないため，このような検査の概要を理解しておくことは大切です．無意識に生じる呼吸の調節は化学調節として知られ，体内のPa_{O_2}，Pa_{CO_2}，pHの変化に対する呼吸の変化です．詳細については次節を参照してください．

　呼吸（換気）の調節に最も重要な要素がPa_{CO_2}です．体内でPa_{CO_2}が増加する状況で換気量の変化や呼吸中枢の活動をみる検査は，高CO_2換気応答検査（hypercapnic ventilatory response：HCVR）として実用化されています．一方Pa_{O_2}が低下する状況で換気量の変化や呼吸中枢の活動をみる検査の低酸素換気応答（hypoxic ventilatory response：HVR）は，倫理的な観点から，研究目的以外に実施されていません．

　日常診療においてHCVRを行うことの目的は，被検者の安静時の呼吸中枢の活動の亢進や低下の有無を調べることです．特に高二酸化炭素血症を認める患者に対し，被検者の呼吸中枢の活動は亢進しているが呼吸できていない異常（can't breathe）なのか，被検者の呼吸中枢の活動がそもそも低下していて呼吸ができていない異常（won't breathe）なのかを評価できる点が挙げられます．

2. 呼吸調節の概要

　呼吸調節は，呼吸中枢（脳幹，大脳辺縁系，視床下部，大脳皮質），効果器（主は横隔膜），受容器の3つが関わります（図1）．

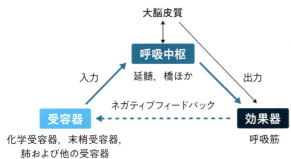

図1　呼吸調節の基本要素
　いろいろな受容器からの情報は呼吸中枢に送られ，効果器に出力されます．効果器である呼吸筋は，体内の酸素，二酸化炭素，pHを保つように作用します（ネガティブフィードバック）．大脳皮質は呼吸中枢を介して，または直接呼吸筋を動かして換気することが可能です．
〔West JB, Luks AM（桑原一郎，訳）．ウエスト呼吸生理学入門：正常肺編（第2版）（原著10版）．東京：メディカル・サイエンス・インターナショナル，2021より改変転載〕

　受容器には，中枢化学受容器，末梢化学受容器，肺および他の受容器があります．中枢化学受容器は延髄の腹側表面付近に存在し，脳脊髄液のCO_2分圧，pHの変化に鋭敏に反応します．動脈血CO_2分圧（Pa_{CO_2}）が増加すると，CO_2は脳の血管から脳脊髄液中に拡散し，遊離した水素イオンによるpHの低下を介して中枢化学受容器が反応し換気が増大します．末梢化学受容器は頸動脈体と大動脈体に存在し，動脈血O_2分圧（Pa_{O_2}）とpHの低下，Pa_{CO_2}の上昇に反応します．Pa_{CO_2}の上昇に対する換気反応は，中枢化学受容器と比べ，末梢化学受容器の占める割合は低いものの反応速度は速いことが知られています．これらのPa_{O_2}，

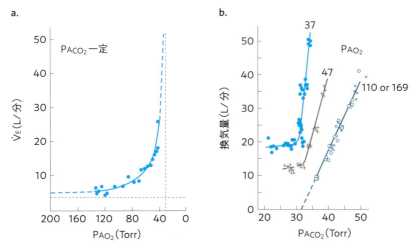

図2　$P_{A_{O_2}}$（a），$P_{A_{CO_2}}$（b）と換気量の反応
a）$P_{A_{CO_2}}$（肺胞気CO_2分圧）一定下で$P_{A_{O_2}}$（肺胞気酸素分圧）と分時換気量（$\dot{V}_E$）の関係は指数関数的に変化します．
b）$P_{A_{O_2}}$によって影響を受け，$P_{A_{CO_2}}$と$\dot{V}_E$の関係は直線的に変化します．
　（Weil JV, Byrne-Quinn E, Sodal IE, et al. Hypoxic ventilatory drive in normal man. J Clin Invest 1970; 49: 1061–72., Nielsen M, Smith H. Studies on the regulation of respiration in acute hypoxia; with a appendix on respiratory control during prolonged hypoxia. Acta Physiol Scand 1952; **aa**: 293–313 より改変転載）

Pa_{CO_2}，pHの各変化への換気応答は，相互に影響しあいます．例えばCO_2への換気応答は，低酸素状態（肺胞気や動脈血のO_2分圧が低い状態）であればより増強されます．

低酸素への換気の反応は直線関係ではなく，肺胞気CO_2分圧（PA_{CO_2}）が正常な場合には肺胞気O_2分圧（PA_{O_2}）が50mmHg程度まで低下しないかぎりり有意な換気の増加は生じません（図2a）．一方Pa_{CO_2}は，安静時や運動時，睡眠時などの日常の活動の中で変動幅が一定に保たれるように換気応答が働き（睡眠時には生理的な反応により基準値がわずかに上昇する），Pa_{CO_2}の上昇に対し直線上に増加しますが，既述したように低酸素状態（肺胞気や動脈血の酸素分圧が低い）であればより増強されます（図2b）．

3. 呼吸中枢機能検査（換気応答検査）の実際

呼吸中枢機能検査は，生体にCO_2を負荷（増加）することで換気量の変化をみる，高二酸化炭素換気応答検査として施行されています．一方，生体においてCO_2を低下させたり，O_2を低下させて換気量の変化をみる検査は，倫理上一般には施行されていません．

4. 高二酸化炭素血症換気応答（HCVR）の測定法と原理

高二酸化炭素血症換気応答（hypercapnic ventilatory response：HCVR）はRead[4]が提唱した閉鎖回路を用いた再呼吸法で行われ，現在国内でも測定機器が販売されています（図3a）．$CO_2 \cdot O_2$混合ガス（国内販売品は7%CO_2 + 50%O_2）で満たした換気リザーバー

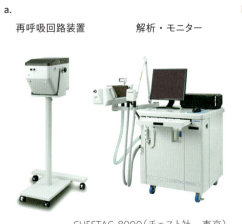

図3 高二酸化炭素換気応答装置（a），測定結果（b）
a）再呼吸装置の背部から混合ガスを注入させ，前部にマウスピースを連結し被検者が咥える．回路内には再呼吸バックも内蔵されています．
b）実際の測定データの一部を示します．再呼吸の継続により時間軸に対し，1回換気量，呼気CO_2濃度が漸増します（健常者，自験例）．

バッグ（肺活量＋1L：通常5〜6L）が接続された閉鎖回路内で，ノーズクリップをしてマウスピースで被検者に再呼吸させます．再呼吸を続けることで，回路内のCO_2濃度は徐々に上昇していきます．これに伴いPa_{CO_2}と，呼気終末CO_2分圧（P_{ETCO_2}）が平衡状態となります．再呼吸中に生体内で産生されたCO_2は閉鎖回路へ排出され，回路内ガスと混合します．P_{ETCO_2}（図3b緑）が増加していく際の，呼吸ごとの1回換気量（図3b青）の変化が記録されていきます（図3b）．

実際の検査の様子を図4に示します．検査は医師の立ち合いのもとで行い，被検者のSp_{O_2}や血圧をモニターしながら安全に検査を行います．

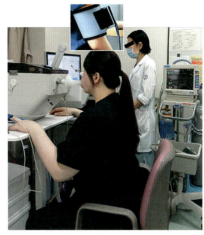

図4　HCVR検査の様子
　検査には医師（奥）が立ち会い，被検者（手前）のSp_{O_2}や血圧をモニターしながら行います．
　この写真ではSp_{O_2}プローブを左手指に，マンシェットは（写っていませんが）右上腕に巻いています．

5. HCVR施行時の被検者への対応

1 検査前

- 検査数時間前からの禁止：コーヒーやお茶のようなカフェイン含有飲料，アルコール，呼吸中枢に作用しうる薬物，喫煙，激しい運動，食事．
- 排尿を済ませておく．
- 静かな環境で行えるような準備．

2 検査中のことについて事前説明

- 検査中は医師が立ち合い血圧，心電図，心拍数やSp_{O_2}をモニタリングすること．
- CO_2再呼吸を続ける中で，呼吸のしづらさや重たさ，若干の発汗，頭重感が現れる可能性があること．
- 検査はいつでも患者さんの申し出により中止できること．
- ＊一方で「CO_2を再呼吸していくと，だんだん1回換気量が増えます」などの予想される呼吸の変化は伝えないようにする．

3 検査後

- 必ず血圧，心電図，心拍数やSp_{O_2}が検査前と同程度に回復していることを確認．

6. HCVRの測定の流れ

- 被検者を呼び込む前に，器機のキャリブレーションを済ませておく．
- 被検者を装置と高さを合わせた椅子に座らせる．
- バイタル観察のために，血圧測定用のマンシェットを巻き，心電図，パルスオキシメータも装着しモニター画面で連続表示する．血圧は検査前，検査直後，回復後に測定する．
- 検査中は常に医師が付き添う．
- P_{ETCO_2} が9〜10%に達した時点，もしくは呼吸困難などのため検査続行が難しくなった時点で検査を終了する

7. HCVRの測定結果

　測定の結果はいくつかのグラフで表示されます．健常者で測定した結果の例として，P_{ETCO_2}をX軸としてY軸におのおのの分時換気量（$\dot{V}_E$），吸気時間比 {$T_I/(T_I+T_E)$}，$P_{0.1}$，1回換気量（T_V）を示したグラフ，時間（分）をX軸としてY軸に1回換気量・CO_2濃度，$P_{0.1}$をプロットしたグラフを図5aに示します．

　臨床で参考にする指標を以下に示します．

1 HCVRの出力指標

a) $\varDelta \dot{V}_E/\varDelta P_{ETCO_2}$

　P_{ETCO_2}をX軸としY軸に分時換気量（$\dot{V}_E$）をプロットしたグラフは，$\dot{V}_E = S(CO_2 - X)$で示す直線関係を示します．Sは傾き，すなわち$\varDelta \dot{V}_E/\varDelta P_{ETCO_2}$（L/分/Torr）であり，呼吸筋（効果器）の吸気活動の指標となる重要なもので，高CO_2換気応答係数とも称されます．Xは計算上の換気量が0になる閾値です．睡眠中であればXは無呼吸閾値を表しますが，健常者においても覚醒から睡眠に移行するとHCVRの傾き自体が低下（鈍化）するため覚醒時に計算上求められた無呼吸閾値（X）が被検者の睡眠時の無呼吸閾値を表すものではない点は注意が必要です．Sは体表面積で補正した$\varDelta \dot{V}_E/\varDelta P_{ETCO_2}/BSA$（L/分/Torr/m^2）でも示されます．健常日本人の正常値としては多くの報告があります[5]が，いずれも対象数が少なく，またHCVRは個人差もあり正常範囲に幅があります．

$\varDelta \dot{V}_E/\varDelta P_{ETCO_2}$：1.01 ± 0.43 〜 2.24 ± 1.12（L/分/Torr）
$\varDelta \dot{V}_E/\varDelta P_{ETCO_2}/BSA$：0.67 ± 0.28 〜 1.26 ± 2.52（L/分/Torr/m^2）

b) $P_{0.1}$（ピーポイントワン）

　1975年Whitelawら[6]によって口腔閉鎖圧（mouth occlusion pressure：$P_{0.1}$）を測定することが，呼吸中枢の主力指標となることが示されました．$P_{0.1}$は「ピーポイントワン」と読

みます．HCVR測定時に，被検者がマウスピースを咥えている状態で自然呼吸をしている際，呼気の終末時（吸気開始直前）に，被検者が気付かないような瞬時に回路内のシャッターが下りて気流を遮断します．その瞬時の間は，被検者が吸気努力を開始しても外気の流入がないため，被検者の口腔内圧は陰圧となります．その吸気開始0.1秒（100ミリ秒）での口腔内圧（口腔に生じる陰圧）を測定し，呼吸中枢の吸気活動の指標としています．吸気開始0.2秒以降では，被検者の気道や胸郭コンプライアンスが影響する意識的・無意識的な吸気努力が加わり再現性がなくなるとされ，吸気開始0.1秒と決められています．この0.1秒時の口腔閉鎖内圧は横隔神経活動電位と直線的な関係にあり，$P_{0.1}$を呼吸中枢ドライブ（neuromuscular output）の指標としています[7]．正常値について，大規模研究はされていませんが，CO_2負荷前の安静時の$P_{0.1}$は1 cmH_2O以下であるとする報告[8]や，P_{ACO_2}が55 cmH_2O時の$P_{0.1}$が1.3〜8.6 cmH_2Oであるとする報告[6]があります．また，個人の再現性はよいのですが，個体差があることも示されています．

> **Mini Memo**
> HCVRのグラフで
> 見るべきところ＝重要指標
>
> **傾き $\Delta V_E/\Delta P_{ETCO_2}$**
> 高CO_2換気応答係数
> 呼吸筋（効果器）の吸気活動の指標
>
> **$P_{0.1}$**
> 吸気開始直前に回路内の気流を遮断することで，被検者の口腔内に生じる陰圧．吸気開始0.1秒時点を測定
> 呼吸中枢の吸気活動の指標

2 HCVRの結果の解釈

HCVRの結果を解釈する際は，$\Delta V_E/\Delta P_{ETCO_2}$，$\Delta P_{0.1}/\Delta P_{ETCO_2}$，すなわち体内の$CO_2$の増加に対する分時換気量（$V_E$）と$P_{0.1}$のおのおのの増加，低下を組み合わせた結果から総合的に被検者の病態を評価します（**表1**）．

$\Delta V_E/\Delta P_{ETCO_2}$が低下していても，$\Delta P_{0.1}/\Delta P_{ETCO_2}$が上昇している場合には，効果器としての胸郭・肺に異常があり，呼吸中枢はむしろ代償性に活動が亢進している状態で，被検者が呼吸しようとしてもできない（can't breathe）状態であることが示唆されます．呼吸器疾患や，胸郭コンプライアンスが低下した状態でみられます．

$\Delta V_E/\Delta P_{ETCO_2}$および$\Delta P_{0.1}/\Delta P_{ETCO_2}$の両者が低下している場合で肺疾患でない場合には，神経・筋疾患や，呼吸調節障害による肺胞低換気症が示唆されます．被検者が呼吸しようと

表1 高二酸化炭素換気応答検査の測定結果の解釈

$\Delta V_E/\Delta P_{ETCO_2}$	$\Delta P_{0.1}/\Delta P_{ETCO_2}$	解釈	代表的な疾患
→	→	正常	
↓	→↑	効果器（胸郭，呼吸筋）の出力に異常	COPD，間質性肺疾患，ほか
↓	↓	呼吸中枢に異常（呼吸ドライブの低下）	原発性肺胞低換気症 肥満肺胞低換気症候群 神経・筋疾患，ほか
↑	↑	呼吸中枢に異常（呼吸ドライブの亢進）	閉塞性睡眠時無呼吸症候群 過換気症候群，ほか

していない（won't breathe）状態が示唆されます．$\Delta VE/\Delta PET_{CO_2}$および$\Delta P_{0.1}/\Delta PET_{CO_2}$の両者が低下している場合で，慢性の気道・肺実質の疾患がある場合には，$P_{0.1}$が既述したように横隔神経活動電位と相関することから，呼吸筋である横隔膜の機能や筋力が低下している状態が示唆されます．

$\Delta VE/\Delta PET_{CO_2}$および$\Delta P_{0.1}/\Delta PET_{CO_2}$の両者が亢進している場合には，呼吸中枢が恒常的に亢進している状態が示唆されます．睡眠時無呼吸症候群などで認められます．

3 HCVR を施行した症例

図5bに筆者の施設で経験した先天性中枢性肺胞低換気症患者のHCVRの測定結果を示します．化学調節の異常で覚醒時にも低換気を認めることがあります．図5bは，図5aの健常者のグラフと比べて左最下段の時間軸に対するVEの軸の単位がより拡大されていますが，それでも明らかに呼吸ごとの1回換気量が少なく，また健常者と比較してCO_2の上昇が速やかで検査が早期に終了していることも特徴的な所見です．また，中断の$P_{0.1}$ならびにVEに着目してみると，患者（図5b）は健常者（図5a）と比べてPET_{CO_2}に対する$P_{0.1}$およびVEのどちらも反応性の著しい低下を認めています．

肺胞低換気症は，遺伝素因が知られている先天性中枢性低換気症候群のほか，肥満低換気症候群の一部〔覚醒時の肺胞低換気が持続陽圧気道圧（continuous positive airway pressure：CPAP）による治療でも改善しない場合〕，および特発性中枢性肺胞低換気症候群が該当します．肺胞低換気症候群（alveolar hypoventilation syndrome：AHS）として，指定難病である乳幼児突然死症も換気応答の低下の関与が考えられています．甲状腺機能低下症，視床下部機能障害でもHCVRの低下を認める場合があります．

8. 低酸素換気応答（HVR）

検査方法として被検者を低酸素血症に導く検査であり，倫理的な面からも現在国内では実用化された装置はなく，研究レベルで実施されている状況です．低酸素換気応答が低い状態としてCO_2ナルコーシスや高山病があり，高地肺水腫発症のリスクファクターであると考えられています．平地住民が高地登山する場合にあらかじめ低酸素換気応答の評価を行うことは重要で，そのような特殊な環境に臨む方に対して低酸素を負荷し，呼吸の変化を評価する施設は存在します．

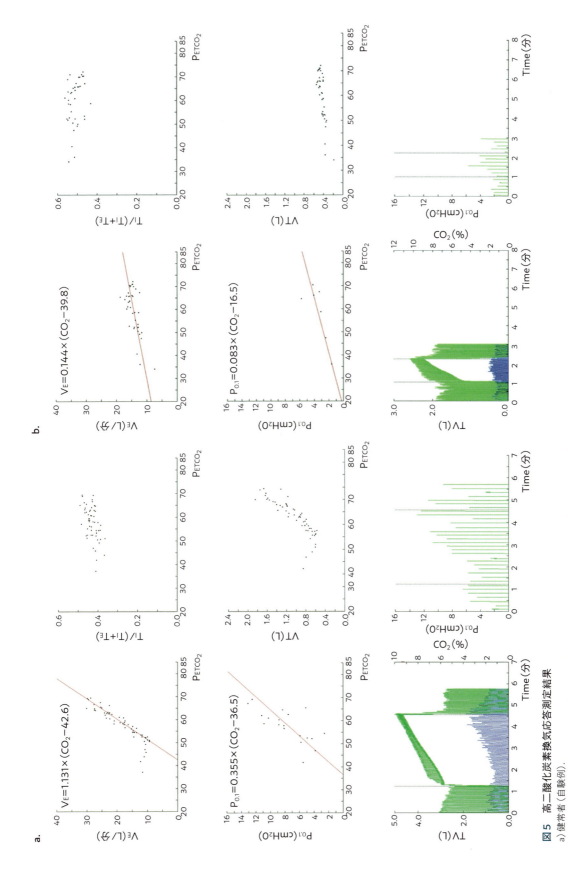

図5 高二酸化炭素換気応答測定結果
a) 健常者（自験例）．
b) 先天性中枢性肺胞低換気症（自験例）．健常者と比べ ΔP_{ETCO_2} に対する V_E, $P_{0.1}$ どちらの反応も著しい低下を認める．

9. おわりに

　現在のところ，呼吸中枢機能検査の理解は主に理論値に基づいており，実際の測定設備を有する施設は限られています．しかしながら，特に肺胞低換気を来す患者においては，病態評価や最適な治療手段を考えるうえで呼吸中枢機能検査は有用な検査手段といえます．

＊ 文献

1) West JB, LUKS AM（桑原一郎，訳）．ウエスト呼吸生理学入門：正常肺編（第2版）（原著10版）．東京：メディカル・サイエンス・インターナショナル，2017．
2) Weil JV, Byrne-Quinn E, Sodal IE, et al. Hypoxic ventilatory drive in normal man. *J Clin Invest* 1970; **49**: 1061–72.
3) Nielsen M, Smith H. Studies on the regulation of respiration in acute hypoxia; with a appendix on respiratory control during prolonged hypoxia. *Acta Physiol Scand* 1952; **24**: 293–313.
4) Read DJ. A clinical method for assessing the ventilatory response to carbon dioxide. *Australas Ann Med* 1967; **16**: 20–32.
5) 日本呼吸器学会肺生理専門委員会，編．臨床呼吸機能検査（第8版）．東京：メディカルレビュー社，2016：225.
6) Whitelaw WA, Derenne JP, Milic-Emili J. Occlusion pressure as a measure of respiratory center output in conscious man. *Respir Physiol* 1975; **23**: 181–99.
7) Evanich MJ, Franco MJ, Lourenço RV. Force output of the diaphragm as a function of phrenic nerve firing rate and lung volume. *J Appl Physiol* 1973; **35**: 208–12.
8) Burki NK, Mitchell LK, Chaudhary BA, et al. Measurement of mouth occlusion pressure as an index of respiratory centre output in man. *Clin Sci Mol Med* 1977; **53**: 117–23.

5章 その他の検査

2. 心肺運動負荷試験（CPET）

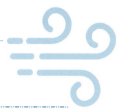

1. 心肺運動負荷試験（CPET）とは

　運動負荷試験には，歩行試験である6分間歩行試験（six-minute walk test：6MWT）とシャトル・ウォーキング試験（shuttle walking test：SWT）に加え，呼気ガス分析を行う心肺運動負荷試験（cardiopulmonary exercise testing：CPET）があります．

　前者は運動耐容能の評価に用いられるものの定量性に乏しく，後者は呼気ガス分析を併用して行うとともに，エルゴメータを用いるために定量性が高くなっています．CPETでは，運動耐容能の定量的評価やその低下の原因の検索が可能で，呼吸リハビリテーションにおける主要な構成要素である運動処方に重要な検査となります．しかし，2120点（2024年6月現在）が算定可能である比較的高額な検査であること，また，負荷試験であるために合併症のリスクが高い検査であることから，適応と禁忌を十分理解したうえで実施される必要があります．

　本節では，CPETの実施方法の実際や，得られたデータの評価について解説します．

2. CPETの目的

　CPET実施の主目的は，運動耐容能の評価です．図1にいわゆる「ワッサーマンの歯車」を示します．運動は筋肉の収縮ですが，それに至る筋肉への酸素，栄養供給がなければ筋肉の収縮はなされませんので，呼吸器・循環器・骨格筋の連携が

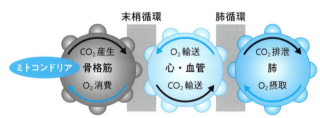

図1　運動における心・肺・筋肉の連関

重要となります．そのため，運動耐容能は安静時の呼吸機能のみからは予測が困難ですので，実際に運動負荷をかけて測定するわけです．CPETでは，運動耐容能の評価に加えて，運動耐容能が低下していた場合はその原因の検索が可能です．また，CPETで得られる嫌気性代謝閾値（anaerobic threshold：AT）は，呼吸器リハビリテーションの運動処方に用いられ，呼吸リハビリテーションや薬物治療などの治療介入前後のCPET施行により治療効果の評価も可能です．

欧米では，各学会からCPETに関するステートメント[1]〜[3]が出されています．本邦では診療報酬の設定の多寡から，心臓リハビリテーションの一環として循環器領域でのCPETの使用が先行していますが，COPDを中心とした慢性呼吸器疾患の予後因子としての運動耐容能，身体活動性への関心が高まっており，呼吸器領域においてもCPETが普及することが期待されています．

3. CPETの適応と禁忌

CPETの適応は，①運動耐容能の評価（機能障害の判定，運動制限因子と病態生理学的機序の特定），②未診断の運動耐容能低下の評価（心・肺の寄与の評価），③循環器疾患患者の評価（心不全患者の機能評価，心臓移植患者選定，心臓リハビリテーションにおける処方・評価），④呼吸器疾患患者の評価（運動耐容能低下の評価，慢性閉塞性肺疾患・間質性肺疾患・肺血管疾患の評価，運動による低酸素血症の評価と在宅酸素処方，運動誘発気管支喘息の診断），⑤心肺疾患患者の術前評価，などです．

一方，CPETの絶対的禁忌と相対的禁忌を表1に示します．循環器疾患での絶対的禁忌としては，重度の虚血性心疾患，コントロール不十分な不整脈，重度の弁膜症などが，呼吸器疾患での絶対的禁忌としては，コントロール不十分な気管支喘息，呼吸不全などが挙げられます．相対的禁忌には，妊婦や運動に支障を来す整形外科的疾患も挙げられます．

表1　CPETの絶対的禁忌と相対的禁忌

絶対的禁忌	相対的禁忌
重度の循環器疾患 重度の虚血性心疾患（心筋梗塞急性期・不安定狭心症） コントロール不十分な不整脈 重度の弁膜症 コントロール不十分な心不全 その他の重度の循環器疾患（心筋炎・心内膜炎・肺塞栓症・肺梗塞・解離性動脈瘤など） **重度の呼吸器疾患** コントロール不十分な気管支喘息 呼吸不全（$Sp_{O_2} \leq 90\%$）*	**循環器疾患** 虚血性心疾患（陳旧性心筋梗塞・安定狭心症） 重度の房室ブロック 弁膜症 その他の循環器疾患（肥大型心筋症・重度の肺高血圧症・重度の高血圧症など）
運動能力に影響を与えたり，悪化する病態 腎不全 甲状腺機能異常 検査協力が得られない場合（精神障害など）	**運動能力に影響を与えたり，悪化する病態** 妊婦 運動に支障を来す整形外科的疾患

＊：安定した呼吸器疾患では，酸素吸入下で実施が可能．

4. CPETの実際

　まず，安全かつ正確な検査の実施には，適切な環境，機器を整える必要があります．検査室は，適正に温度と湿度がコントロールされていなければいけません．温度，湿度は運動負荷試験の合併症や結果に影響を与えるといわれています．不整脈出現は15℃以下の低温になると増加し，心拍数，血圧，酸素摂取量（$\dot{V}O_2$）などの反応も温度により異なった反応を示し，高温多湿になると最大運動能力が低下します．そのため，検査室の温度は20〜25℃程度で快適な湿度に設定することが望ましいです．CPETでは0.008％の合併症発生率が報告されています[4]．このため，CPETを行う検査室には，除細動器，酸素ボンベ，バッグバルブマスク（bag valve mask：BVM）などの救急機器・機材，アドレナリン，ニトログリセリン定量噴霧式エアゾール剤など緊急事態に使われる薬剤を備えた救急カートを必ず常備します．

　CPETの運動負荷装置にはエルゴメータやトレッドミルがあり，両者の利点と欠点を**表2**に示します．トレッドミルは実際のランニングであり，より現実に近い負荷での検査が可能である一方，体動が激しいため測定値へのノイズの混入が大きくなります．エルゴメータは坐位での負荷であり，上半身の体動が少なく採血，呼気ガス分析などの検査のノイズは抑えられて検査の定量性は向上しますが，負荷量はトレッドミルと比較して低く抑えられます．そのため，患者の運動負荷ではエルゴメータ（**図2**）を，健常者の運動負荷ではトレッドミルを選択することが多いです．

表2　エルゴメータやトレッドミルの利点と欠点

	エルゴメーター	トレッドミル
検査特性		
下肢への体重負荷	少ない	多い
負荷時の安全性	―	転倒のリスク
測定特性		
負荷の定量性	あり	なし
血液ガス採取	―	困難
心電図測定	―	ノイズが多い
運動耐容能測定値	低く出る傾向あり	―
より適している対象者	患者	健常者／アスリート

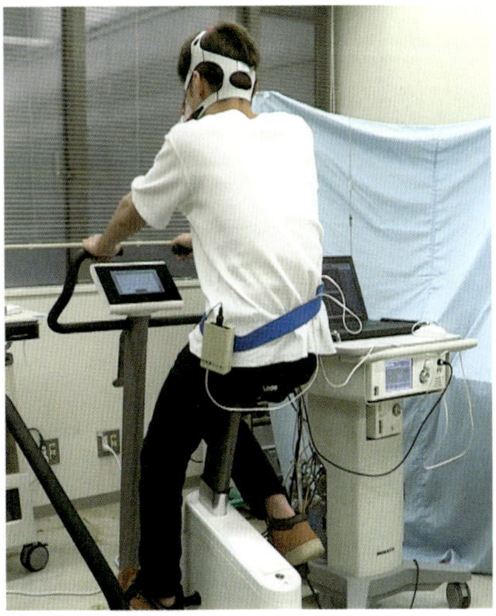

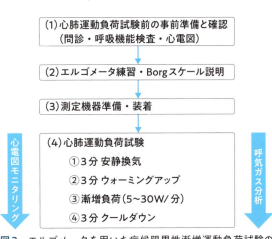

図2　エルゴメータCPET

図3　エルゴメータを用いた症候限界性漸増運動負荷試験のフロー

(1) 心肺運動負荷試験前の事前準備と確認
　　（問診・呼吸機能検査・心電図）

(2) エルゴメータ練習・Borgスケール説明

(3) 測定機器準備・装着

(4) 心肺運動負荷試験
　　① 3分 安静換気
　　② 3分 ウォーミングアップ
　　③ 漸増負荷（5〜30W/分）
　　④ 3分 クールダウン

心電図モニタリング　　呼気ガス分析

例として，エルゴメータを用いた症候限界性漸増運動負荷試験のフローを図3に示し，検査実施の流れと注意点を以下に解説します．

1 事前準備と確認

検査への反応を標準化し，被検者の不安を最小にするために，事前にエルゴメータについて説明し，検査中はペダルを漕ぐことを説明します．また，負荷試験の2時間前からの飲食ならびに喫煙，激しい労作を控えてもらいますが，まったくの空腹では低血糖により最大負荷試験を行うのに危険があるとともに，ガス交換比（respiratory exchange ratio：RER）にも影響が出るので注意が必要です．トレーニングウェアやスニーカーなどの運動に適した服装になってもらうことも被検者に指示しておきます．必要があれば，汗を拭くタオルの持参も促すとよいでしょう．

CPETを安全に行うために，表1を参考にしてCPETの絶対的禁忌や相対的禁忌に該当しないか病歴の問診を行います．運動能力に影響する末梢血管疾患，整形外科的あるいは神経学的障害の病歴も問診します．また，被検者の常用薬も問診します．β遮断薬では運動中の心拍応答が低下したり，ある種の利尿薬や糖尿病治療薬などではアシドーシス傾向となり換気応答に変化が生じたりするなど，生理学的反応が変化することがあります．検査中のモニター，検査後の解析・解釈に当たっては，この点を考慮する必要があります．日頃の身体活動の程度も問診して，適切な負荷プロトコル（5〜30W/分）を選択します（プロトコルの選択については後述）．

指示医師よりオーダーされた事前の呼吸機能検査や心電図検査結果を確認します．また，負荷試験であるCPETでは同意書を取得することになりますが，同意書の有無も確認するようにしましょう．

2 エルゴメータ練習・修正Borgスケール説明

エルゴメータに不慣れな，もしくは，膝・股関節などに障害を持つ被検者もいますので，スムーズにエルゴメータが漕げるかを負荷前に確認・練習を実施するようにします．試験の目的や方法，すなわち，安静呼吸→ウォーミングアップ→漸増負荷→クールダウンといった心肺運動負荷のプロトコルを説明して，起こりうる合併症の可能性などを改めて周知します．CPETでは，呼気ガス分析に影響を与えてしまうので，検査実施中は被検者には発声を控えてもらうよう，異常発生時の意志疎通の方法について具体的な説明をします．例えば，ラミネートされた修正Borgスケールシート（表3）を準備しておき，該当する呼吸困難の程度を発声ではなく修正Borg

表3 修正Borgスケール（主観的運動強度）

0	感じない（nothing at all）
0.5	非常に弱い（very, very weak）
1	弱い（very weak）
2	やや弱い（weak）
3	
4	多少強い（somewhat strong）
5	強い（strong）
6	
7	とても強い（very strong）
8	
9	
10	非常に強い（very, very strong）

スケールシート上で指で差し示すように，あらかじめ被検者を指導するのはよく行われる方法です．

3 測定機器準備・装着

a) エルゴメータ

事前の準備として，サドルの高さは，ペダルが最下点にある状態で足がほぼ伸展位になるように高さを調節します(図2)．

b) 呼気ガス分析装置

呼気ガス分析装置は，呼気ガス中の酸素濃度・二酸化炭素濃度を測定する部分と，流量を測定する部分，これらをあわせて$\dot{V}O_2$や二酸化炭素排出量($\dot{V}CO_2$)，分時換気量($\dot{V}E$)などを出力する演算部，さらにこれらのデータに心拍数や血圧などを加えてモニター画面に表示したり，ATなどを決定したりするための解析部から成り立っています(図4)．呼気ガス分析装置の起動時に，濃度測定については既知濃度の指標ガスを用いて，流量測定については校正シリンジを用いてキャリブレーションを実施します．

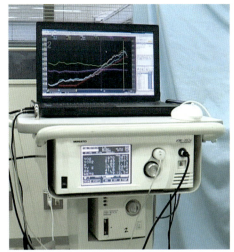

図4　呼気ガス分析装置

c) プロトコルの選択

目的，被検者によって適切な負荷プロトコルを使い分けます．continuous incremental ramp負荷を行う場合には負荷の増量の程度，すなわちramp slope〔仕事率(work rate：WR)〕を適切に設定する必要があります．slopeが平坦すぎて運動時間が長すぎる場合には疲労のため最高酸素摂取量(peak $\dot{V}O_2$)が低くなり，slopeが急峻で運動時間が短すぎると，実際の負荷量とそれに遅れて反応する生体の代謝率の差が大きくなりすぎ，正確なデータが得られなくなります．そのため，運動負荷時間が10分前後で終了するようなプロトコルを選択するようにします．患者では10W/分のramp負荷を，健常者では20〜30W/分のramp負荷を選択します．

d) 機器の被検者への装着

呼気ガス分析装置のマスク，またはマウスピース(図5)の装着を行います．マスクでは，装着後にマスクの前を押さえた状態で息を吐き出してもらい，リークのないことを確認します．マスクを装着すると死腔換気量が増えるため，肺胞換気量を維持するために1回換気量(TV)が増加します．このため，循環器疾患患者や呼吸器疾患患者，著しい肥満患者などではマスク装着直後に軽い呼吸困難を感じる場合がありますが，通常は徐々に落ち着きます．マウスピースを使用する場合は，ノーズクリップを併用し，鼻からの呼吸の漏れを防ぎます．

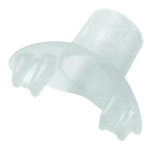
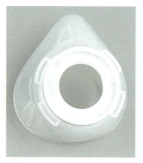
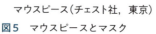

図5　マウスピースとマスク

　心電図モニターの電極位置は肢誘導では通常と変わりありませんが，CPETは坐位エルゴメータで行うため，臥位で行う通常の心電図と異なり胸部誘導の電極は通常より1肋間下方に装着します．CPET中に正確にモニタリングするために，心電図，Sp_{O_2}モニター，血圧計も，体動を考慮してサージカルテープなどで補強して装着するようにします．

4 continuous incremental ramp負荷

a) 安静換気

　被検者は，緊張やマスク装着による死腔換気量の増加などのため，過呼吸となっていることが多くあります．すぐに試験を開始することはせずに，被検者をエルゴメータ上で坐位安静とし，負荷開始前に安静換気を3分間行うようにしましょう．安静換気中に，$\dot{V}_{O_2}$が約3.8 mL/分/kg（約1.1METS）程度，$\dot{V}_{CO_2}/\dot{V}_{O_2}$（RER）が0.82～0.84程度，$\dot{V}_E$が8～10L/分程度になることを確認します．

b) ウォーミングアップ

　エルゴメータに慣れるため，またウォーミングアップのために，患者では0～10W，健常者では20Wの負荷量で3分間ウォーミングアップします．エルゴメータは，60回転/分程度のメトロノームに合わせてリズムよく漕いでもらいます．ウォーミングアップでリズムに遅れてしまう場合は，漸増負荷に耐えられないと判断し，検査を見合わせます．安静時，ウォーミングアップ，漸増負荷時を通じて1分ごとに呼気ガス分析装置の各指標，心電図モニターに加えて，血圧，ラミネートされた修正Borgスケールシートを指差しての呼吸困難評価，修正Borgスケールを準用しての下肢疲労を記録します．

c) 漸増負荷

　CPETでは漸増負荷試験と定常負荷試験がありますが，運動耐容能評価には漸増負荷試験が用いられます．負荷の漸増方法には2種類あり，一定時間ごとに段階的に負荷量が増える段階的漸増法（stepwise incremental法）と，負荷が時間とともに連続的に増える連続的漸増法（continuous incremental ramp法）があります（図6）．負荷量は患者では10W/分，

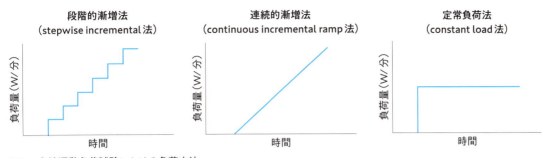

図6 心肺運動負荷試験における負荷方法

健常者では20〜30W/分で漸増します．十分な負荷量をかけるため，呼気ガス分析装置のモニタリング画面上にリアルタイム表示される$\dot{V}O_2$をpeak $\dot{V}O_2$の予測値と比較して負荷を進めます．検査中はエルゴメータの脇で見守り，被検者の転落などの合併症に備えましょう．

被検者の最大負荷による漸増負荷の終了は，①高度の呼吸困難，下肢疲労（修正Borgスケールで9〜10），②エルゴメータ漕ぎがリズムについていけなくなった，③予測HRmaxに達する〔予測HRmax：220 − 年齢[5]や210 − (年齢 × 0.65)[6]〕，④$\dot{V}O_2$が頭打ちで増加しない，などを終了点とします．目標心拍数，すなわち循環系指標は終了点としますが，呼吸系指標は終了点としません．

漸増運動負荷の中止基準は運動負荷試験の禁忌事項に類しており，下記のような循環器，呼吸器的な顕著な異常が認められれば，ただちに運動負荷を中止して，適切な対処を行います．

- 虚血性心疾患を示唆する胸痛・心電図変化の出現
- コントロール不能な不整脈の出現
- 重度の房室ブロックの出現
- 収縮期血圧の20 mmHgを超える低下
- 重度の高血圧（＞収縮期250 mmHg，＞拡張期120 mmHg）
- 重度のSpO_2低下：$SpO_2 \leq 80\%$
- 検査協力が得られない状態（全身状態悪化，精神錯乱，失神など）

d）クールダウン

高強度の負荷終了後に突然運動を停止した場合に迷走神経反射を生じたり，事後に筋肉内の乳酸蓄積による筋肉痛，筋肉疲労を生じたりすることがあります．漸増負荷終了後に速やかに0W負荷の3分間のクールダウンに移行します．一般的に，運動負荷試験終了10分以内に有害事象が出現するので，その間は被検者を慎重に監視するようにしましょう．

5. CPETの評価

CPETで測定される測定項目とその正常値を**表4**に示します．負荷後の呼気ガス分析装置のモニタリング画面に表示される各指標のトレンドから測定結果を決定します（**図7**）．

表4　心肺運動負荷試験評価に用いる測定項目とその正常値

測定項目	項目：正常基準値
仕事率	WR（仕事率）
代謝ガス交換	$\dot{V}O_2$max，peak $\dot{V}O_2$（最大酸素摂取量）：予測値の84％以上 $\dot{V}CO_2$max（最大二酸化炭素排出量） RER（呼吸交換比，$\dot{V}CO_2/\dot{V}O_2$） AT（嫌気性代謝閾値）：予測値の40％以上
心循環系	HR（最大心拍数）：年齢予測値の90％以上 HRR（心拍数予備能，HR－年齢予測値）：15回/分未満 $\dot{V}O_2$/HR（酸素脈，O_2-pulse）：予測値の80％以上
換気系	$\dot{V}$Emax（最大分時換気量） VT（1回換気量） fR（呼吸数） VR（換気予備能，dyspnea index，$\dot{V}$Emax/MVV）：85％未満 VR（換気予備能，MVV－$\dot{V}$Emax）：11L以上
肺ガス交換	Sp_{O_2}：95％以上 $\dot{V}E/\dot{V}O_2$（酸素換気当量） $\dot{V}E/\dot{V}CO_2$（二酸化炭素換気当量）
症状	呼吸困難（修正Borgスケール） 下肢疲労

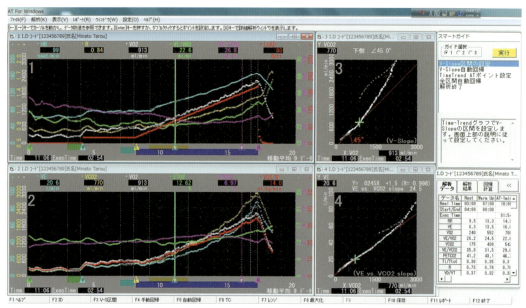

図7　呼気ガス分析装置モニタリング画面の例

1 運動耐容能

酸素摂取量（$\dot{V}_{O_2}$）は，呼気ガス分析により測定される3要素のうちの1つで，CPETの解釈にとって最も重要な指標です．運動負荷継続中に$\dot{V}_{O_2}$が頭打ちになるか，まだ増加していても症候限界で運動終了時点の最大の$\dot{V}_{O_2}$を運動耐容能の指標とします．前者は最大酸素摂取量（$\dot{V}_{O_2}$max），後者は最高酸素摂取量（peak $\dot{V}_{O_2}$）とよびます．患者の負荷ではpeak $\dot{V}_{O_2}$で評価することが多く，予測値に関しては国内外から報告がなされています[7)8)]．peak $\dot{V}_{O_2}$が予測値の84％を下回る場合は運動耐容能低下と判定します．最大負荷時のRERが1.0以下の場合は，最大限に負荷がかけられていない可能性があり，注意が必要です．

2 嫌気性代謝閾値（AT）

漸増運動負荷試験では，負荷量の増加に伴って$\dot{V}_{O_2}$は直線的に増加します．しかし，骨格筋の好気性代謝の限界を上回ると，嫌気性代謝に移行して乳酸が産生されるようになります．この乳酸は，末梢血の酸塩基平衡の維持のために重炭酸系により緩衝されて，二酸化炭素が産生されます．すると$\dot{V}_{CO_2}$は，それまで直線的に増加してきていましたが，この時点から上方に屈曲するようなります．この屈曲点を嫌気性代謝閾値（anaerobic threshold：AT）とよびます．呼気ガス分析により決定されたATは，換気閾値（ventilatory threshold：VT）とよばれ，$\dot{V}_{O_2}$と$\dot{V}_{CO_2}$の関係からATを決定する方法がV-slope法です．モニタリング画面で，$\dot{V}_{O_2}$をX軸に$\dot{V}_{CO_2}$をY軸にプロットしたトレンドから屈曲点を決定します（図8）．呼吸リハビリテーションではエルゴメータを用いた運動処方を行う際にATレベルでの負荷が推奨されており，負荷量の目安を決定するのに心肺運動負荷は有用です．各種疾患でATは低下しますが，ATが予測値の40％未満の場合に低下していると評価します．

VTの他に，動脈カテーテルを留置して動脈血サンプルから血中乳酸濃度を直接測定して求める乳酸性代謝閾値（lactic threshold：LT）や，汗に含まれる乳酸をセンサーで経時的に測定し，LTを求める方法なども研究されています[9)]．

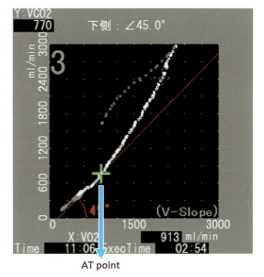

図8　漸増負荷時のV-slope法によるAT決定法と実際

3 循環器因子

CPET中の心拍数（HR）は循環器系指標として重要です．実測HRmaxが予測HRmaxの90％未満，また，心拍数予備能（heart rate reserve：HRR，予測HRmax－実測HRmax）が15を超える場合は，運動負荷が不十分であったり，呼吸器疾患など循環器疾患以外が限

界因子であったりする可能性があります．逆に循環器疾患患者では，低負荷からHRが増加して予測HRmaxに達してしまい，負荷中止に至ります．

酸素脈（O_2-pulse）は$\dot{V}O_2$とHRの比で，心拍出量を反映する指標と考えられており，予測値の80％未満の場合を低下と判断します．循環器疾患では心拍出量低下に伴ったHR上昇を反映してO_2-pulseが低値となりやすいです．

4 呼吸器因子

呼吸器疾患では，換気，酸素交換能が低下しており，非効率的な換気のために必要な換気量が増加します．最大運動時に測定される換気量（$\dot{V}$Emax）は，換気の制限因子を判定するのに役立ちます．$\dot{V}$Emaxと実測，もしくは予測の最大努力換気量（maximal voluntary ventilation：MVV）との比（$\dot{V}$Emax/MVV）を dyspnea index とよびます．dyspnea index 85％未満もしくは，換気予備能（ventiratory reserve：VR，MVV − $\dot{V}$Emax）が11を超える場合は，運動負荷が不十分であったり，循環器疾患など呼吸器疾患以外が限界因子であったりする可能性があります．呼吸器疾患患者では，換気血流不均等，低酸素血症などから$\dot{V}$Eが増加してMVVを上回り，症候限界から運動停止に至る例が多いです．

検査日時 No. 1
2012年08月06日16時52分

心肺運動負荷試験（CPX）報告書

IDデータ					
I.D コード	123456789		データ数	317	測定モード Ramp20
氏名	Minato Tarou		気温	24.6 ℃	入外区分
性別	男性 年齢	40 歳	湿度	52.5 %	病棟
身長	167.0 cm BSA	1.73 m2	気圧	1003 hPa	医師名
体重	65.0 kg BMI	23.3	Nu排泄量	0 mg/min	検者名

解析データ

データ名	単位＼区間	Rest	Warm Up	AT-1min	AT	Rc	Peak
Real Time	Min:Sec	03:00	07:00	10:06	11:06	16:03	16:42
Start/End	Min:Sec	04:00	08:00				17:12
Exec Time	Min:Sec			01:54	02:54	07:51	08:30
RR	n/min	9.5	13.3	14.9	15.6	28.6	38.9
VE	l/min	6.3	13.5	16.0	20.6	62.4	82.2
VO2	ml/min	240	552	708	913	2012	2172
VE/VO2	ml/ml	26.2	24.5	22.6	22.6	31.0	37.8
VCO2	ml/min	175	430	542	770	2423	2853
VE/VCO2	ml/ml	35.9	31.5	29.6	26.8	25.7	28.8
PETCO2	mmHg	41.2	43.1	46.7	49.1	48.0	43.8
Ti/Ttot		0.30	0.35	0.31	0.35	0.44	0.47
R		0.73	0.78	0.76	0.84	1.20	1.31
VD/VT		0.37	0.32	0.33	0.30	0.26	0.27
HR	beat/min	63	76	90	99	153	165
VO2/W	ml/kg/min	3.7	8.5	10.9	14.0	31.0	33.4
VO2/HR		3.8	7.2	7.8	9.2	13.1	13.2
RPM	rpm	0	0	0	0	0	0
LOAD	Watt	0	20	60	80	180	198

解析結果

データ名	単位	解析値	比(%)	基準値	データ名	単位	解析値	比(%)	基準値
Presume VO2/WMax	ml/kg/min	38.7	136	28.5	Peak VO2/W	ml/kg/min	33.4	117	28.5
Peak HR	beat/min	165	92	180	Peak VO2/HR		13.2	94	14.0
minimum VE/VCO2	ml/ml	24.4	87	28.0	minimum VD/VT		0.26		
AT trend VO2/W	ml/kg/min	14.0	87	16.2	AT V-Slope VO2/W	ml/kg/min	14.0	90	15.6

回帰計算

データ名	単位	解析値	比(%)	基準値	回帰式
△VCO2/△VO2VsU	度				
△VCO2/△VO2VsD	度				
△VO2/△LOAD		9.17	89	10.3	Y= 9.17X +184 (R= 0.967)
△HR/△LOAD×100		51.3			Y= 0.513X +57 (R= 0.996)

図9 心肺運動負荷試験報告書の例

CPETの検査結果は，運動耐容能（$\dot{V}O_2$max ないしは peak $\dot{V}O_2$）とATの決定後に報告書として出力されます（図9）．

運動耐容能低下の主たる病態としては，呼吸器疾患，循環器疾患，deconditioning，骨格筋の異常などが代表的です．健常者では，循環器因子により運動負荷終了となりますが，その際のVRの指標となるdyspnea indexは余力を残します．呼吸器疾患患者では，運動負荷終了時にdyspnea indexが上昇し，HRRに余力を残すパターンとなります．一方循環器疾患患者では，運動負荷終了時にHRRが減少し，O_2-pulseが低値を示しつつ，dyspnea indexは余力を残すパターンとなります．deconditioningでは不十分に終わることが多く，各パラメータの動きは症例ごとに異なります．

実臨床では心肺連関が見られ，呼吸器疾患に循環器疾患の潜在が，逆に循環器疾患に呼吸器疾患の潜在がありえます．さらには，骨格筋異常も併存することがあり，運動制限因子として複数因子の関与も考慮して包括的に結果を解釈する必要があります．

6. おわりに

「ワッサーマンの歯車」が示すように，呼吸器，循環器ばかりではなく，骨格筋機能を含めた総和としての生体反応がCPETでは評価されます．ATをはじめとする各指標は，病態の運動生理学的な解析手段として，また運動処方や治療効果判定などに有用です．

CPETにおいて安全に正確なデータを得るためには，機器の精度管理や負荷試験の方法に十分気を配る必要があります．本節がCPETに携わる方々の実際の検査，解釈に役立てば幸いです．

＊文献

1) American Thoracic Society, American College of Chest Physicians. ATS/ACCP Statement on cardiopulmonary exercise testing. *Am J Respir Crit Care Med* 2003; **167**: 211–77.
2) ERS Task Force; Palange P, Ward SA, Carlsen KH, et al. Recommendations on the use of exercise testing in clinical practice. *Eur Respir J* 2007; **29**: 185–209.
3) Radtke T, Crook S, Kaltsakas G, et al. ERS statement on standardization of cardiopulmonary exercise testing in chronic lung diseases. *Eur Respir Rev* 2019; **28**: 180101.
4) Gibbons L, Blair SN, Kohl HW, et al. The safety of maximal exercise testing. *Circulation* 1989; **80**: 846–52.
5) Wasserman K, Hansen JE, Sue DY, et al, eds. *Principles of exercise testing and interpretation: including pathophysiology and clinical applications, 3rd ed*. Philadelphia: Lippincott Williams & Wilkins, 1999: xv.
6) Lange-Andersen K, Shephard RJ, Denolin H, et al. *Fundamentals of exercise testing*. Geneva: World Health Organization, 1971.
7) Jones NL, Cambell EJM, eds. *Clinical exercise testing, 2nd ed*. Philadelphia: WB Saunders, 1982.
8) 日本循環器学会・運動に関する診療基準委員会．日本人の運動時呼吸循環指標の標準値．*Jpn Circ J* 1992；**56**：1514–5.
9) Seki Y, Nakashima D, Shiraishi Y, et al. A novel device for detecting anaerobic threshold using sweat lactate during exercise. *Sci Rep* 2021; **11**: 4929.

5章 その他の検査

3. 終夜睡眠検査（簡易検査，ポリソムノグラフィー）

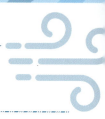

1. 睡眠障害への終夜睡眠検査の進め方（図1）

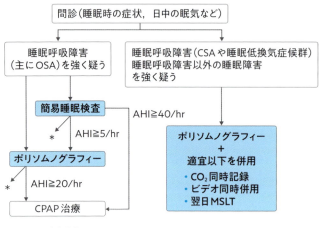

図1 睡眠障害への終夜睡眠検査の進め方

＊その他の治療方針

昨今，人生の約1/3の時間を費やす「睡眠」について，その質をよくすると謳う食品や寝具が開発され，またウェアラブル機器にさまざまな睡眠アプリが搭載されるなど，社会的な関心が高まっています．終夜睡眠検査を進めるにあたりまず押さえておきたい概要を示します．

1 睡眠障害の国際分類[1)2)]

表1 終夜睡眠検査の主な対象疾患

睡眠関連呼吸障害群	中枢性過眠症群
1. 閉塞性睡眠時無呼吸症候群 　閉塞性睡眠時無呼吸（成人） 　閉塞性睡眠時無呼吸（小児） 2. 中枢性睡眠時無呼吸症候群 　チェーンストークス呼吸を伴う 　　中枢性睡眠時無呼吸 　チェーンストークス呼吸を伴わない 　　身体疾患による中枢性睡眠時無呼吸 　治療起因性中枢性睡眠時無呼吸 3. 睡眠関連低換気症候群 　肥満低換気症候群 4. 睡眠関連低酸素障害 　睡眠関連低酸素血症	ナルコレプシー **睡眠時随伴症群** レム睡眠行動障害 **睡眠関連運動障害群** 周期性四肢運動障害

〔American Academy of SleepMedicine. *International Classification of Sleep Disorders, 3rd ed (ICSD-3)*. Illinois: American Academy of Sleep Medicine. 2014, 米国睡眠医学会（日本睡眠学会診断分類委員会，監訳）．睡眠障害国際分類（第3版）．東京：日本睡眠学会，2018を参考に作成〕

睡眠関連呼吸障害群（例：閉塞性睡眠時無呼吸症候群），不眠症（例：眠れない，途中で目が覚めてしまう），睡眠時随伴症候群（例：睡眠中に過度の寝言を言う，過度に手足を動かす），睡眠関連運動障害群（例：下肢を周期的にぴくぴく動かす），概日リズム障害（例：睡眠時間が日々遅い時間にずれる）などが含まれます．各分類には，さらに複数の疾患が含まれます．詳細は専門的な解説の箇所を参照してください．この分類の中から終夜睡眠検査の主な対象疾患を抜き出したものを**表1**に示します．

2 終夜睡眠検査のタイプ

簡易検査タイプ（在宅で実施，脳波は評価しない）と精密検査タイプ（入院で実施，脳波を含む評価，ポリソムノグラフィー）があります．

簡易検査でわかるのは睡眠呼吸障害の一部です．脳波を評価しないので，機器を装着している時間のどこからどこまでが睡眠なのか，覚醒なのか，を区別することはできませんが，呼吸障害が生じるのは通常寝ている時間であるため，装着時間を大体の睡眠時間として捉えます．

一方，精密検査タイプでわかるのは睡眠関連呼吸障害に加え，睡眠時随伴症候群の一部や睡眠関連運動障害群の一部です．精密検査は脳波を含み，他にも胸郭および腹部の動き，経皮的動脈血酸素飽和度（SpO_2）や脈拍の変化，いびき音，心電図，下肢の筋電図，オプションでビデオを同時記録などたくさんの項目を記録します．過度な言動や行動が記録された際に，それが睡眠中であることを確認することが必須であるため，脳波の装着が必要です．

以下に少し専門的な解説を示し，その後に日常診療のコツを示します．

2. 検査の対象疾患（専門的な内容）

米国睡眠医学会（American Academy of Sleep Medicine：AASM）がまとめた睡眠障害国際分類第3版[1)2)]により，睡眠障害は6つの睡眠障害群に分類されます．その中の1つの睡眠障害群が睡眠関連呼吸障害群（表1）で，診断には終夜睡眠検査を必須とします．中でも日常診療で遭遇することの多い疾患が閉塞性睡眠時無呼吸症候群（obstructive sleep apnea：OSA）です．

他の睡眠障害群では，一部の疾患の診断に終夜睡眠検査を必要とします．後述の「終夜睡眠検査の使い分け」および表3を参照してください．

3. 検査の種類（専門的な内容）

AASM，米国胸部疾患学会（American Thoracic Society：ATS），米国胸部疾患学会議（American College of Chest Physicians：ACCP）の合同指針により，終夜睡眠検査の機器がタイプ1〜4に分類されており，本邦でもこの分類が用いられています（表2）．

タイプ1とタイプ2が精密検査であるポリソムノグラフィー（polysomnography：PSG）（図2）で，通常入院で実施され，技師が装着します．

タイプ3とタイプ4は簡易検査（図3）に該当し，通常は外来で実施され，患者が自宅に持ち帰り，自宅の寝室で患者自身が装着します．簡易検査で測定するセンサーに，胸腹呼吸運動のセンサーが増え，さらに脳波や筋電図のセンサーが加わったものがPSGであると考

表2 終夜睡眠検査の種類

タイプ	チャンネル数	専門検査技師の見守り	同義語 検査項目（センサー）
1	7以上	あり	PSG 脳波を含むセンサー（脳波，眼電図，オトガイ筋筋電図，気流，呼吸努力，心電図か脈拍，SpO₂）
2	7以上	なし	
3	4以上	なし	簡易睡眠検査 脳波を含まない3つ以上のセンサー（気流，呼吸努力，心電図か脈拍，SpO₂）
4	1または2	なし	簡易睡眠検査 脳波を含まない1つ以上のセンサー（気流，SpO₂）

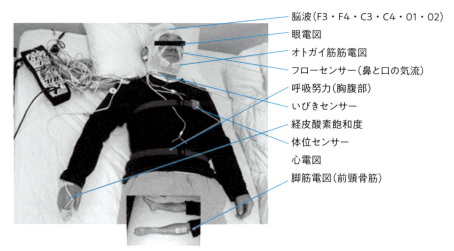

図2　ポリソムノグラフィー〔睡眠検査の種類（表2）のタイプ1，2〕

a. 一般的な簡易睡眠検査例（タイプ3）

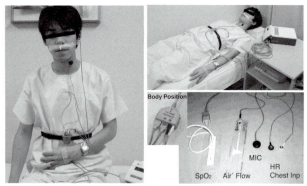

b. 簡易睡眠検査としてのパルスオキシメータ（タイプ4）　　c. 特殊なタイプの簡易睡眠検査（タイプ3）

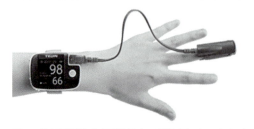
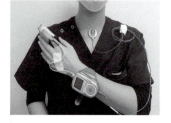

図3　簡易睡眠検査〔睡眠検査の種類（表2）のタイプ3，4〕

えるとわかりやすいでしょう．タイプ4としてSpO$_2$（パルスオキシメータ）のみで実施した場合には，タイプ3と異なり「簡易睡眠検査」の保険診療報酬は請求できず，「終夜経皮的動脈血酸素飽和度測定」として算定することにも注意が必要です．また近年，従来にない原理を利用した簡易検査〔タイプ3として末梢動脈波測定（peripheral arterial tone：PAT）センサー（**図3c**）〕が2014年から保険収載されています．指先に指サックのような形で取り付けられる小型のデバイスを利用して，交感神経活性の亢進により生じる末梢動脈拍動の振幅の変化，脈拍数の変動，SpO$_2$値の解析，および同時に測定するいびきセンサーにより，脳波を記録せずに睡眠（覚醒と睡眠段階）と呼吸を評価できる装置です．

4. 検査を行う際の患者との接し方

よくある質問への回答例を挙げ，患者との接し方を説明します．

1 Q：この検査で何がわかるんですか？
　（主にOSAを疑う患者の場合の回答）

○○さんが睡眠中にいびきをかいているか（いびきは喉が狭くなっても何とか呼吸できているので音が出ます），それともいびきの段階を越えてさらに喉が閉塞して呼吸が停まってしまう時間（無呼吸）があるのか，無呼吸はどのくらい続いて，どのくらい酸素（SpO$_2$）が低下するのか，無呼吸を生じるときの身体の向き（体位）との関係はどうか，などを調べられます．例えば，1時間に10回無呼吸が生じていても，毎回のSpO$_2$の低下が著しい場合とそうでない場合，無呼吸が仰向けのときに集中している場合とそうでない場合では，治療の種類が変わることもあります．

2 Q：検査の日に事前に注意する点はありますか？

睡眠を記録する検査ですので，昼寝をしてしまう，寝る前に喫煙やカフェインを摂るなどは避けてください．就寝前に飲酒や睡眠薬（喉の筋肉を弛緩する作用のあるもの）を服用する習慣のある方は，そのまま摂っていただいて構いません（解釈にあたり注意する点は「ちょとしたコツやテクニック」で記載）．

3 Q：装置を付けたらすぐ眠らなくてはいけませんか？

いいえ，脳波を測定していますので寝た時間はわかります．装置が外れないようにベットの上で過ごしていただきますが，眠るまではテレビやスマホを見たり，ストローを使うなどして静かに何かを飲んでいただくことも可能です．指先も自由に動かせます．

139

4 Q：装置を付けたら寝返りを打てないのですか？

いいえ，寝返りは自由に打てます．むしろ身体の向き（体位）も評価している場合には，体位といびきや無呼吸（呼吸イベント）の出方がわかったほうがいいので，いつもどおりの睡眠をとってください．

5 Q：検査中のトイレはどうしたらいいですか？

自宅で行う簡易検査の場合にはそのまま器機を外さないようにして，指に機器が付いているときは濡らさないようにしてトイレに行ってください．入院精密検査の場合には，器機が外れることを避ける点から，排尿はベッド上になりますので尿瓶をご用意します．慣れていらっしゃらないかもしれませんが，看護師にとっては入院中の日常の処置ですので，安心してお任せください．

6 Q：何時間くらい眠れればいいですか？

4時間くらい眠れると睡眠の1サイクル（浅い睡眠から深い睡眠）を評価できるため，4時間の記録が取れることを目安としています．

5. 検査の使い分け (表3)

睡眠関連呼吸障害群の診断・評価には終夜睡眠検査が必須であることを説明しましたが，他の睡眠障害の診断・評価にも終夜睡眠検査を施行します．終夜睡眠検査の使い分けを**表3**に示します．睡眠関連呼吸障害群の中の睡眠関連低換気の診断には，PSG施行時にCO_2の評価（経皮CO_2分圧，呼気CO_2分圧）を併用することが望ましいです．睡眠関連呼吸障害群以外の疾患は，睡眠状態を確認することが必須であることから，脳波を測定する

表3 終夜睡眠検査を行う疾患と，終夜睡眠検査の使い分け

	PSG	簡易睡眠検査	
睡眠関連呼吸障害群	○*	△**	*呼吸運動のセンサーがない場合には，OSAとCSAの判別は困難．睡眠関連低換気症候群の診断にはCO_2評価の併用が望ましい． **睡眠関連低換気症候群の診断はできない（SpO_2の波形から疑うことはできる）．
中枢性過眠症群 （ナルコレプシー）	△*		*PSGの翌日の昼に，MSLTの実施が必要．
睡眠時随伴症群 （レム睡眠行動障害）	○*		*PSG施行時にビデオ併用が望ましい．
睡眠関連運動障害群 （周期性四肢運動障害）	○*		*PSG施行時に脚筋電図の装着が必須である．
その他の睡眠障害 （睡眠関連てんかん）	○		

PSGが必須です．さらに，疑う個々の疾患によりPSG施行時に同時に行う対応があります．中枢性過眠症のナルコレプシーの診断には，PSGとPSG翌日の多反復睡眠検査（multiple sleep latency test：MSLT）が必要です．睡眠時随伴症候群のレム睡眠行動障害の診断には，PSG施行時に患者の承諾のもと，患者の全身像を記録できるビデオを併用し，レム睡眠の睡眠中の患者の行動異常を視覚的に確認することが望ましいです．睡眠関連運動障害群の周期性四肢運動障害は，PSGで患者に脚筋電図の装着が必須です．

6. 簡易睡眠検査やPSGのセンサー（専門的な内容）

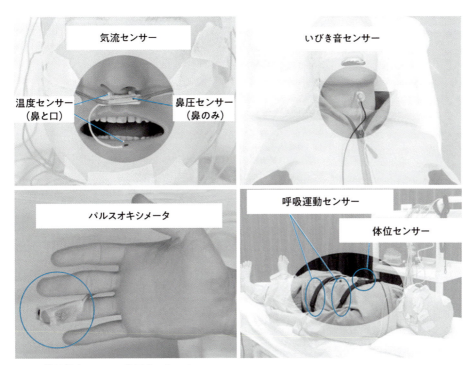

図4　簡易検査やPSGで使用するセンサー

1 気流センサー（フローセンサーともいう）（図4）

鼻腔の入口や口元で，呼吸による気流の出入りを計測します．圧で検知する圧センサーは鼻にのみ装着するので鼻圧センサーともよばれます．温度センサーは鼻と口の両者で検知します．温度センサーは呼気の温度が環境温度より高いことを利用しています．AASMマニュアル[3]の基準では無呼吸は温度センサーにて，低呼吸は圧センサーにて検出することが標準とされています．

2 いびき音センサー（図4）

いびきの振動や音を検知します．気流センサー（圧センサー）を用いて記録するタイプもあります．

3 パルスオキシメータ（図4）

血中の酸素飽和度（SpO_2）と脈拍数を非侵襲的に検出します．測定は，指先や耳たぶに装着されたセンサーを通じて行われ，血液の色の変化を光学的に検出して酸素飽和度を算出します．機器により検知する平均の秒数が異なり，○秒平均では過去○秒間のデータを平均して表示します．パルスオキシメータは末梢血管の循環不全などがあるときには検出不良となることがあり注意が必要です．AASMマニュアル[2]では，脈拍数80回/分における移動平均時間が3秒以下の機器の使用が推奨されています．

4 呼吸運動センサー（図4）

胸腹ベルトセンサーによる呼吸運動の測定は，呼吸に伴う胸部や腹部の動き（容積の変化）を電気信号として捉えるインダクタンス法を用いた測定が推奨されています．呼吸インダクタンスプレチスモグラフィ（respiratory inductance plethysmography：RIP）とよばれています．ベルトの全周に微量な電流を生じる電線コイルが縫い付けられており，呼吸運動によりRIPベルトが動くことで電流の抵抗（流れやすさ）に変化を生じ，胸部や腹部の容積の変化，気流が推定できます．

5 体位センサー（図4）

一般的には5方向（仰臥位，左右側臥位，腹臥位，立位）の体位を検出します．簡易睡眠検査には，機器の種類により搭載されている場合と搭載されていない場合があります．体位依存（仰臥位睡眠中の呼吸イベントが非仰臥位睡眠中に比べて高いなど）が目立つOSAの特徴を捉えることができるため，検査結果を解釈する際に役立ちます．

6 その他

これらの詳細はPSG装着のマニュアルなどを参照してください．

- ・脳波（electroencephalogram：EEG）
- ・眼電図（眼球運動）（electrooculogram：EOG）
- ・オトガイ筋筋電図（electromyogram：EMG）
- ・下肢筋電図
- ・心電図（electrocardiogram：ECG）

7 オプション（PSGに任意で併用して実施されるセンサー）

a) 食道内圧（オプション）

閉塞性，中枢性および混合性無呼吸の判別に有用です．

b) 経皮 CO_2 モニター（オプション）

耳垂（朶）にセンサーを装着します．センサーを加温することにより体表面近くの皮下の毛細血管中の血液が動脈血化，拡散で皮膚表面に移動した CO_2 分圧を測定することで，血液中の CO_2 分圧（$PaCO_2$）と捉えるものです．SpO_2，脈拍も同時に記録されます．睡眠中の低換気（肺胞低換気，睡眠関連低換気，肥満低換気）の診断に有用です．

7. 検査を行う際の現場で遭遇する悩み

小児への装着では，終夜睡眠検査の装着時に泣いてしまって付けられない場合があります．認知症のある患者への検査では，協力や検査の理解が得られず検査機器を途中で外してしまう場面に遭遇します．そのような場合には，患者に苦痛を与えることになりかねないため，患者が眠ってから装着するか，無理せず検査自体を中止する判断も大事になります．

8. 検査を行う際のちょっとしたコツやテクニック

1 簡易検査施行時

OSAのスクリーニングとして行う簡易検査は，通常1回（1晩）実施します．日頃就寝前に飲酒習慣のある方や上気道筋を弛緩させる作用の睡眠薬を服用している方は，飲酒をしない状態の簡易検査の結果と比べて，重症度が高く出たり（飲酒による上気道筋の弛緩），睡眠の質（睡眠構築）が変わることがあります．それを患者に説明し，どちらの状態で検査を受けたいかを相談します．飲酒や睡眠薬の服用をしなかった場合には，検査日はあえて「飲酒や服用をされている普段の睡眠の質や重症度は，今回得られた結果と比べて，同じかより増悪している可能性もあります」と説明します．このような結果を知ることで，患者自身が就寝前の飲酒や睡眠薬を控える動機付けになることもあります．

2 簡易検査貸出時

在宅に簡易検査を貸し出す際の説明や，治療機器として持続陽圧気道圧（continuous positive airway pressure：CPAP）の導入は，多くの施設で技師が行います．筆者の施設では，貸し出す簡易検査やCPAP導入に際し，技師が機器に応じた使用手順をパウチ化したものを渡し，説明終了時にチェックシート（ミニテスト）を記入していただくなどして，正しい装着に繋がるように理解度を高めています（図5，表4）．

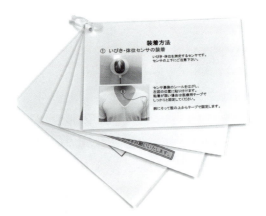

図5 簡易検査の貸し出し時に用いるパウチ

表4 簡易検査の貸し出し時に用いるチェックシート

解答：使用方法理解度チェックシート（●●装置）

測定失敗による再検査の防止や正確な検査を行うために機器の使用方法等の理解度の
チェックにご協力お願いいたします．

下の1〜10の質問に○・×でお答えください．

1. 電源を入れる場合，白色の電源ボタンを長押しする．

2. 胸に巻くバンドは<u>素肌の上</u>から固定を行う．
   →肌着や服の上から固定します．

3. 胸に巻くバンドは<u>苦しくなるくらい</u>巻いて固定する．
   →外れたりズレたりしない強さで固定する．

4. 指先に付けるセンサーは血液中の酸素の濃度と脈拍数を測定するものである．

5. 指先に付けるセンサーは取れないように指が<u>しびれる</u>くらいの強さで固定を行う．
   →しびれや痛みがなく，簡単に外れたりズレたりしない程度の強さで固定する．

6. 透明な青いチューブのセンサーは鼻に入れて使用するセンサーである．

7. 透明な青いチューブのセンサーは呼吸の状態やいびきを測定するセンサーである．

8. 透明な青いチューブのセンサーを付けるとき，センサーが動かないように頬あたりにテープで固定する．

9. 検査開始時，各センサーが正常に作動しているかを確認する．

10. 検査終了時，白い電源ボタンを長押して測定を終了する．下図のように三重の丸が点灯していることを確認する．

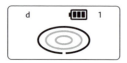

1.	○	2.	×	3.	×	4.	○	5.	×
6.	○	7.	○	8.	○	9.	○	10.	○

3 精密検査（PSG）施行時

　問診，事前検査，簡易検査により低換気の合併を強く疑う場合には，CO_2の評価を同時測定する形でPSGを行うことも有用です．CO_2の評価には，呼気CO_2分圧や経皮CO_2分圧測定があります．また，睡眠随伴症候群を疑う場合には，PSG施行時に患者の全体像をビデオで記録することが望ましいとされています．この場合には，事前に患者から同意を取得することは必須です．ビデオ撮影する目的，ビデオは寝ている患者の全体像を弱拡大で記録するものであること，記録された映像のプライバシーは十分に配慮されることを十分に説明し，患者さんの不安を取り除くことが大切です．

9. 終夜睡眠検査の解析

1 概要

　簡易検査の解析は，一般には機器専用の解析ソフトにより自動解析されますが，技師によりマニュアル解析の修正が行われることもあります．

　PSGの解析は，AASMマニュアル[3]の判定基準や判定ルールに沿って熟達した技師が手作業で解析を行うのが一般的です．判定は30秒の記録を1区画（エポック）として行われます．判定項目は，脳波（睡眠段階，覚醒反応），呼吸（無呼吸，低呼吸，Sp_{O_2}，CO_2），心電図（脈拍数，不整脈），筋電図〔周期性の四肢運動，歯ぎしり（ブラキシズム），レム睡眠時の異常行動〕と多岐にわたります．AASMマニュアル[3]は，定期的に改定され，最新版は2024年2月現在ver.3が最新版です．PSGのレポートには「AASM Ver. XXで解析を行っている」と記載されます．

2 診療のちょっとしたコツやテクニック

　PSG入院の結果説明には，検査実施から1〜2週間後の予約を取ることが一般的です．患者から，そんなに待つのですか，という声をいただくことがあります．その際は上記の概要を踏まえて「PSG検査では，〇〇さんの睡眠を技師さんが30秒ずつ，脳波，呼吸，心電図とさまざまな項目についてマニュアルで解析をしますので，翌日にすぐ結果が判明するのは難しいです」と説明すると理解を得られやすくなります．

3 判定（専門的な内容）

a）睡眠変数，睡眠段階の判定

　睡眠障害，特に睡眠呼吸障害の診療において，解析後のPSGレポートを患者に説明できることが大事です．レポートのサマリーに記載のある睡眠に関連した用語については，睡眠経過図（図6）と睡眠変数（表5）を照らし合わせると理解しやすくなります．睡眠変数は年

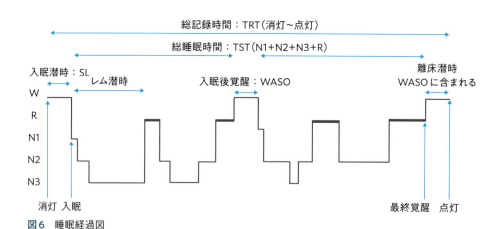

図6 睡眠経過図

表5 睡眠変数

略語		和訳と定義
TRT	total recording time	全就床時間（消灯〜点灯まで）厳密にはデータの総記録時間
SPT	sleep period time	睡眠時間（入眠〜最後の覚醒まで）
TIB	time in bed	全就床時間（消灯〜点灯まで）厳密には患者がベッド上で過ごした時間
TST	total sleep time	全睡眠時間（TIB − WASO）
WASO	wake time after sleep onset	中途覚醒時間（TIB − SL − TST）
SE	sleep efficiency	睡眠効率（TST/TRT，またはTST/TIB）
SL	sleep latency	入眠潜時
RL	REM sleep latency	入眠から最初のREMが出現するまでの時間
	sleep cycle	睡眠周期（REM終了〜次のREM終了まで）
SWS	slow wave sleep	徐波睡眠（ステージ3＋ステージ4＝N3）

表6 睡眠変数の参考値

睡眠変数	健常者若年参考値
TST（平日）	平均7.5時間／週
TST（週末）	平均8.5時間／週
SE	75〜97％
SL	0〜25分
睡眠周期	80〜100分
NREMとREMの分布	NREM睡眠から始まり，N3（徐波睡眠）は睡眠の前1/3，REM睡眠は睡眠の後1/3優位
総REM期数	4〜6回
NREM睡眠	睡眠時間（SPT）の75〜80％
覚醒段階	SPTの5％未満
睡眠ステージ1（N1）	SPTの2〜5％
睡眠ステージ2（N2）	SPTの45〜55％
睡眠ステージ3[*]	SPTの3〜8％
睡眠ステージ4[*]	SPTの10〜15％
REM睡眠（R）	SPTの20〜25％
睡眠段階移行回数	25〜70回

[*]N3（徐波睡眠）：睡眠ステージ3＋睡眠ステージ4
（堀有行．PSG所見の評価を報告書作成．日本睡眠学会，編．臨床睡眠検査マニュアル．東京：ライフ・サイエンス，2006：69–77をもとに作成）

齢，人種，生活環境などの要因で変化するため基準値は示されていませんが，健常若年成人の参考値は報告されています（**表6**）．

b）呼吸イベントの判定

PSGの呼吸イベントの判定ルールを**表7**に示します．混合性無呼吸とは，1回の呼吸イベント中に中枢性無呼吸から閉塞性無呼吸に移行した呼吸イベントのことをいいます．タイトレーションとは，CPAPなどの陽圧呼吸器を装着した状態でPSGを行う検査です．専用のマスク（鼻マスクまたは鼻口マスク）を用いて陽圧機器を装着する場合には，鼻口の温度

表7 PSGの呼吸イベント判定ルール

呼吸イベント	2007年AASMマニュアル	2012年AASMマニュアルVer. 2
閉塞性無呼吸 (obstructive apnea：OA)	鼻口温度センサーの最大振幅が基準値より90％以上低下 呼吸努力は気流のない全時間で持続あるいは増加	追加1：呼吸イベントの一部が低呼吸基準に合致しても無呼吸の基準を満たせば全体のイベントは無呼吸と判定
中枢性無呼吸 (central apnea：CA)	鼻口温度センサーの最大振幅が基準値より90％以上低下 呼吸努力は気流のない全時間で消失	追加2：呼吸イベントが睡眠と判定されるエポック中に始まるか終了すればそのイベントは判定しAHIに含める
混合性無呼吸 (mixed apnea：MA)	鼻口温度センサーの最大振幅が基準値より90％以上低下 呼吸努力はイベント初期に消失，その後再開	追加3：混合性無呼吸の中枢性と閉塞性の持続時間の特定は不可（エビデンスなし）
低呼吸 (hypopnea)	〈推奨〉圧センサーの最大振幅が30％以上低下，4％以上のSpO_2低下を伴う 〈代替〉圧センサーの最大振幅が50％以上低下，3％以上のSpO_2低下もしくは覚醒反応を伴う 閉塞性・中枢性の分類は不要	推奨：圧センサーの最大振幅が30％以上低下，3％以上のSpO_2低下もしくは覚醒反応を伴う．持続陽圧器の保険診療申請用には，圧センサーの最大振幅が30％以上低下，4％以上のSpO_2低下を伴う定義も採用可 閉塞性低呼吸：イベント中のいびき・気流信号の平坦化・イベント前は認めない胸腹部奇異性連動のどれかが適合 中枢性低呼吸：閉塞性3条件がすべて否定できる
チェーン・ストークス呼吸 (Cheyne–Stokes resipiration：CSR)	呼吸振幅の周期的な漸増漸減が3回以上連続に加えて，①②どちらかを満たす ①睡眠1時間当たり5回以上の中枢性無呼吸 ②呼吸振幅の周期的な漸増漸減が10分以上連続	①②両方を満たす ①呼吸振幅の周期的な漸増漸減が3回以上連続，その周期は40秒以上 ②2時間以上のモニターで睡眠1時間当たり5回以上の中枢性無呼吸・低呼吸が出現
呼吸努力関連覚醒反応 (respiratory effort related arousal：RERA)	吸気努力の増加あるいは以下のいずれか1つ以上 ・鼻圧や陽圧呼吸機器の気流波形の吸気部の平坦化 ・10秒以上の持続 ・無呼吸・低呼吸基準を満たさない	呼吸障害指数 (respiratory disturbance index：RDI) にRERAを追加 (RDI = AHI + RERA)
低換気 (hypoventiration)	①②のどちらかを満たす，$PaCO_2$は代替測定でも可 ①$PaCO_2$が55mmHgを超えて10分以上持続 ②$PaCO_2$が仰臥位覚醒時より睡眠中に10mmHg以上上昇，あるいは50mmHg以上が10分以上持続	測定はオプションであるが，測定したら低換気の有無を報告

*呼吸イベントは10秒以上持続，持続の90％以上で振幅基準を満たす．タイトレーション時，持続陽圧機器からの気流も同様に判定．

〔川名ふさ江．睡眠ポリグラフ検査 (PSG)．睡眠医療 2014；**8**：549–62をもとに作成〕

センサーは装着できませんので，圧センサーのみを用いて陽圧機器からの気流も同時に記録し判定します．

c) 下肢運動の判定

一定の基準に沿った下肢の筋活動は下肢運動 (leg movement：LM) とされ，5〜90秒の出現間隔で4個以上連続した場合は周期性四肢運動 (periodic limb movement：PLM) として臨床的に評価されます．下肢運動から3秒以内に覚醒反応を伴う場合は，覚醒を伴う下肢運動と判定されます．下肢運動がPLMとして出現し覚醒を伴うと，臨床的には睡眠の分断と日中の傾眠の原因となりえます．

d) 心電図の判定

AASMマニュアル[3]に基づき判定します．

- 洞性頻脈：＞90回/分（成人）
- 洞性徐脈：＜40回/分（6歳〜成人）
- 心停止（asystole）：3秒以上の心拍停止（6歳〜成人）
- 幅の広いQRS頻脈（wide complex tachycardia）：QRS幅≧120ミリ秒，＞100回/分
- 幅の狭いQRS頻脈（narrow complex tachycardia）：QRS幅＜120ミリ秒，＞100回/分
- 心房細動

4 診断

a) 診断基準

睡眠時無呼吸症候群の診断は以下の①②のどちらかを満たすことです．

① AHIが5回/時以上（またはAHI≧5/hrと表記）＋【関連症状】

AHIとは無呼吸低呼吸指数（apnea hypopnea index）といい，10秒以上の無呼吸（無呼吸イベントと「イベント」を付ける表現もあります）または低呼吸を1時間に何回認めたか，を表します．

【関連症状】とは睡眠呼吸障害に関連した自覚症状（熟睡感の低下や日中の眠気など），他覚症状（周囲からのいびきや無呼吸の指摘など），睡眠呼吸障害との関連が認められている併存症（高血圧，気分障害，認知機能障害，冠動脈疾患，うっ血性心不全，心房細動，Ⅱ型糖尿病など）のいずれかを示します．

② AHIが15回/時以上

b) 睡眠呼吸障害の重症度分類

厳密にはPSGによるAHIで分類するものですが，日常診療では簡易睡眠検査によるAHIにおいても同じ分類を当てはめて診療を行うことも多いです．

- 正常：AHI＜5回/時
- 軽度睡眠時無呼吸症候群：AHIが5〜15回/時未満
- 中等度睡眠時無呼吸症候群：AHIが15〜30回/時未満
- 重度睡眠時無呼吸症候群：AHI≧30回/時

5 診断のちょっとしたコツやテクニック

PSGと簡易睡眠検査では，AHIの解釈の「重み」が異なる可能性があります．PSGでは脳波をモニタリングすることにより真の睡眠時間が評価できる一方，簡易睡眠検査では記録時間を睡眠時間として扱います．そのため，AHI（呼吸イベント/睡眠時間）を算出する際に，後者（簡易検査）のほうが記録時間≒睡眠時間となり，AHIが低く出やすく過小評価と

なりやすくなっています．したがって，OSAへの標準治療であるCPAPの保険適応基準が図1のように異なり，簡易睡眠検査のみでOSA患者がCPAPの導入と判断できるのは簡易検査のAHIが40回/時以上となっています．

10. 睡眠呼吸障害の各疾患の診断

OSA以外の睡眠呼吸障害の診断については，中枢性の呼吸イベントが全体の呼吸イベントの50％以上を占める場合には中枢性睡眠時無呼吸症候群（central sleep apnea：CSA）と診断します．簡易検査やPSGで低呼吸が閉塞性と中枢性に判定されていない場合には，低呼吸は閉塞性イベントと判断し，閉塞性の無呼吸イベントと低呼吸イベントのすべてが全体の呼吸イベントの50％以上であればOSAと診断します．Pa_{CO_2}を同時記録して，OSAやCSAに加えて，表7で示した低換気の基準を満たす場合には，両者の診断を併記します．

終夜睡眠検査の結果の症例提示を「**6章6）睡眠時無呼吸症候群**」に記します．

＊文献

1) American Academy of Sleep Medicine. *International Classification of Sleep Disorders, 3rd ed (ICSD-3)*. Illinois: American Academy of Sleep Medicine. 2014.
2) 米国睡眠医学会（日本睡眠学会診断分類委員会，監訳）．睡眠障害国際分類（第3版）．東京：日本睡眠学会，2018.
3) American Academy of Sleep Medicine. *The AASM manual for the scoring of sleep and associated events: rules, terminology and technical specifications. Version 2.6.* Illinois: American Academy of Sleep Medicine, 2020.
4) 堀有行．PSG所見の評価を報告書作成．日本睡眠学会，編．臨床睡眠検査マニュアル．東京：ライフ・サイエンス，2006：69-77.
5) 川名ふさ江．睡眠ポリグラフ検査（PSG）．睡眠医療 2014；**8**：549-62.
6) 日本循環器学会，日本高血圧学会，日本呼吸器学会，ほか．第1章 睡眠呼吸障害総論．2023年改訂版 循環器領域における睡眠呼吸障害の診断・治療に関するガイドライン．東京：日本循環器学会，2023：9-50. URL：https://www.j-circ.or.jp/cms/wp-content/uploads/2023/03/JCS2023_kasai.pdf

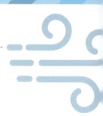

6章 呼吸機能検査によってわかる疾患

1. COPD

1. 疾患概念

慢性閉塞性肺疾患（chronic obstructive pulmonary disease：COPD）は「タバコ煙を主とする有害物質を長期に吸入曝露することなどにより生ずる肺疾患であり，呼吸機能検査で気流閉塞を示します．気流閉塞は末梢気道病変と気腫性病変がさまざまな割合で複合的に関与して起こります．臨床的には徐々に進行する労作時の呼吸困難や慢性の咳・痰を示すが，これらの症状に乏しいこともある」と定義付けられています[1]．COPDは喫煙や加齢に伴うサルコペニアなど，多くの併存症がみられる全身性炎症の疾患でもあります．労作時の息切れにより身体活動性が低下し，骨格筋の減少や機能低下が認められます．身体活動性の低下はCOPDの予後との関連も示されています．

COPDの気流閉塞は末梢気道における気道炎症や気道壁の線維化，粘液分泌物の貯留によって生じます．さらに肺胞構造破壊による末梢気道への肺胞接着の消失により肺弾性収縮力が低下することで気流閉塞が増強され，空気のとらえこみ現象（air trapping）が生じます．労作時にはair trappingが増強し，動的な肺の過膨張が生じることで，呼吸困難と運動制限が起きます．また，気流閉塞が進行すると肺胞構造破壊による肺胞レベルでの拡散障害に加え，換気／血流比の不均等によるガス交換障害が生じるため，低酸素血症を起こします．重症例では換気不全による高二酸化炭素血症が生じ，肺毛細血管床の減少や低酸素性肺血管攣縮などによる肺高血圧を合併します．

2. 診断

COPDの診断基準は，①長期の喫煙歴などの曝露があること，②気管支拡張薬吸入後のスパイロメトリーでFEV_1/FVCが70％未満であること，③他の気流閉塞を来しうる疾患（喘息，気管支拡張症，肺結核など）を除外することで，その診断には呼吸機能検査による閉塞性障害の検出が必須となります[1,2]．COPDの病期分類は気流閉塞の程度を示す%FEV_1によって4段階に分類されています（表1）．

表1 COPDの気流閉塞に基づく病期分類

病期		定義
Ⅰ期	軽度の気流閉塞	%FEV₁ ≧ 80%
Ⅱ期	中等度の気流閉塞	50% ≦ %FEV₁ < 80%
Ⅲ期	高度の気流閉塞	30% ≦ %FEV₁ < 50%
Ⅳ期	きわめて高度の気流閉塞	%FEV₁ < 30%

気管支拡張薬投与後の FEV₁/FVC 70%未満が必須条件.
〔日本呼吸器学会COPDガイドライン第6版作成委員会,編. COPD（慢性閉塞性肺疾患）診断と治療のためのガイドライン第6版 2022. 東京：日本呼吸器学会，2022より転載〕

> **Mini Memo**
> **COPDの診断基準**
> 1) 長期喫煙歴などの曝露因子
> 2) 気管支拡張薬吸入後 FEV₁/FVC < 70%
> 3) 他疾患の除外
> ※COPDの診断には呼吸機能検査が必須！

　COPDでは喘息の合併が15〜20%程度認められます．喘息合併の客観的指標として，末梢血好酸球数（＞5%あるいは＞300）や血清中IgE高値，呼気中一酸化窒素濃度（F$_{E NO}$）（＞35ppb）が用いられます[3]．

3. 肺機能の特徴

1 スパイロメトリー

　スパイロメトリーでは閉塞性換気障害を示し，FVCは正常または軽度低下，FEV₁およびFEV₁/FVCの低下を示します（**表2**）．フローボリューム曲線は閉塞性換気障害を反映して下降脚が下に凸のパターンを示すことになります．病期が進むとピークフローが低下し，

表2 COPD患者の肺機能検査データの例

VC	3.17 L	(84.0%)
IC	1.65 L	(67.1%)
FVC	3.09 L	(84.2%)
FEV₁	1.06 L	(35.8%)
FEV₁/FVC	34.3%	
PEF	2.98 L/秒	(36.5%)
V̇₅₀	0.39 L/秒	(10.4%)
V̇₂₅	0.29 L/秒	(21.6%)
TLC	7.18 L	(124%)
FRC	5.54 L	(161%)
RV	4.01 L	(189%)
RV/TLC	55.9%	(147%)
D$_{LCO}$	12.1	(73.5%)
D$_{LCO}$/V$_A$	2.2	(49.3%)

70歳，男性．170 cm，60 kg.
　実際のスパイロメトリー，肺気量分画，肺拡散能力の結果を示します．スパイロメトリーではFVCは保たれていますが，FEV₁およびFEV₁/FVCの高度の低下が認められます．%FEV₁は高度な気流閉塞を示していて，病期はⅢ期と判断できます．肺気量分画は air trapping を反映してTLC，FRC，RVおよびRV/TLCの増加を認め，ICの低下を伴っています．肺拡散機能の低下を認め，その低下はD$_{LCO}$よりもD$_{LCO}$/V$_A$でより大きくなっています．

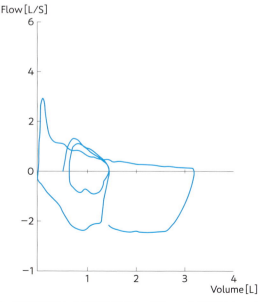

図1 高度に進行したCOPDのフローボリューム曲線（トレース図）
閉塞性換気障害を反映して下降脚が下に凸のパターンを示しています．

呼出後早期に呼気流量が急速に低下して，下降脚がさらに下に屈曲した形状がしばしば観察されます（図1）．また，病期が進行すると気流閉塞によるair trappingが生じ，残気量（RV）が増加するためにVCが低下し，換気機能診断図上は混合性換気障害を示します[1]．

2 肺気量分画

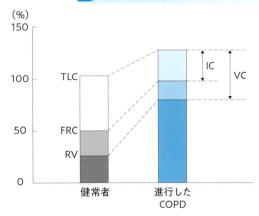

図2　健常者，COPDの肺気量分画
進行したCOPDでは，RV, FRCが増大し，VC, ICが減少します．
〔日本呼吸器学会COPDガイドライン第6版作成委員会，編．COPD（慢性閉塞性肺疾患）診断と治療のためのガイドライン第6版2022．東京：日本呼吸器学会，2022より転載〕

肺気量分画では肺の過膨張の結果，全肺気量（TLC），機能的残気量（FRC），RVおよび残気率（RV/TLC）の増加を認めます（表2）．進行期にはFRCおよびRVの増加が相対的に大きくなり，VCと最大吸気量（IC）が減少します（図2）．労作時には，呼吸数が増加すると吸気量に対して呼気量が追いつかなくなるため呼気終末肺気量（end-expiratory lung volume：EELV）が一過性に増加し，動的肺過膨張（dynamic hyperinflation）が生じ，ICが安静時よりも減少して呼吸困難や運動耐容能低下の原因となります[1,4]．

RVを含んだ肺気量分画の測定にはガス希釈法または体プレチスモグラフ法が用いられます．ガス希釈法は，ブラなどの換気が不良な部位の容量を測定できないため，胸郭内気量を過小評価しうることに注意が必要です．進行したCOPDでは，不均等換気が顕著となるため，体プレチスモグラフ法による測定値との差が大きくなりやすいです．肺容量減量手術（lung volume reduction surgery：LVRS）などの適応評価には体プレチスモグラフ法を用いる必要があります．

3 肺拡散能（D_{LCO}）

気腫化を伴う場合，肺胞壁が破壊され肺胞ガス交換面積と肺胞毛細血管床が減少しますので，D_{LCO}およびD_{LCO}/V_Aの低下を認めます（表2）．COPDでは肺胞気量（V_A）は正常かむしろ増加することが多いため，D_{LCO}の低下よりもD_{LCO}/V_Aの低下が高度となります．また，換気と血流の不均等分布も肺拡散能の低下の要因となります[1]．

 肺気腫と肺線維症の合併病態〔気腫合併肺線維症（combined pulmonary fibrosis and emphysema：CPFE）〕ではVC, FEV_1/FVCの低下が比較的軽度にとどまるわりにD_{LCO}の低下が大きいことが特徴とされます．

4 気管支拡張薬反応性検査（気道可逆性検査）

COPDでもさまざまな程度の不完全な気道可逆性がみられることが知られています．しかし，その反応性の程度はFEV$_1$の経時的変化や増悪頻度などを予測できるものではありません[1]．

5 オシロメトリー（広域周波オシレーション法）

COPDでは呼吸抵抗（Rrs）が上昇し，低周波数領域でRrsが高くなる周波数依存性を示します．Rrsは気道抵抗や肺組織抵抗，胸郭抵抗を含みますが，気道抵抗が主成分であり，気道径を反映していると考えられます．リアクタンス（Xrs）は健常者でも低周波数で負，高周波数で正の値をとる周波数依存性を認めますが，より負側に偏位するように変化し，共振周波数（Fres）が高くなります．COPDではこれらの変化が吸気時より呼気時のほうで顕著となります（呼気周期依存性）．Xrsは「肺の硬さ」や「空気の入りにくさ」を反映すると考えると理解しやすいでしょう．なお，COPDでは気腫化によるコンプライアンスが増加する病態も含まれるため，必ずしもFEV$_1$とRrsとの相関関係は高くはなく，その解釈には注意を要します[1]．

6 運動負荷試験

COPDでは運動耐容能や身体活動性の低下が認められます．運動負荷試験は運動耐容能や重症度判定，労作時呼吸困難の病態把握，酸素投与量の決定や治療の効果判定に有用で，通常は6分間歩行試験やシャトルウォーキング試験による最大歩行距離での評価が用いられています．近年では，身体活動性がCOPDの予後と関連し，COPD管理におけるその維持の重要性が示されたことで，その評価に歩数計や加速度計が用いられています[1]．

> **Mini Memo**
> ### COPD肺機能の特徴
>
> **FEV$_1$およびFEV$_1$/FVCの低下**
> - フローボリューム曲線：下降脚が下に凸
> - 気道可逆性の有無や程度は問わない
> - 進行するとFRCとRVが増加；VCとICが減少
> - D$_{LCO}$およびD$_{LCO}$/VAの低下
> - Rrsが上昇，Xrsが負側へシフト（呼気周期依存性）
> - 運動耐容能，身体活動性の低下
>   ※身体活動性の維持はCOPD管理にとって重要

＊文献

1) 日本呼吸器学会COPDガイドライン第6版作成委員会，編．COPD（慢性閉塞性肺疾患）診断と治療のためのガイドライン 第6版 2022．東京：日本呼吸器学会，2022．
2) Global Initiative for Chronic Obstructive Lung Disease（GOLD）. Global strategy for the diagnosis, management, and prevention of chronic obstructive lung disease（2024 report）. Update January 2024. URL: http://www.goldcopd.org/
3) 日本呼吸器学会喘息とCOPDのオーバーラップ（Asthma and COPD Overlap：ACO）診断と治療の手引き2018作成委員会，編．喘息とCOPDのオーバーラップ（Asthma and COPD Overlap：ACO）診断と治療の手引き 2018．東京：日本呼吸器学会，2017．
4) O'Donnell DE, Webb KA. Exertional breathlessness in patients with chronic airflow limitation. The role of lung hyperinflation. *Am Rev Respir Dis* 1993; **148**: 1351-7.

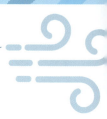

6章 呼吸機能検査によってわかる疾患

2. 気管支喘息

1. 疾患概念

気管支喘息の本態は好酸球などの炎症細胞や気道上皮細胞や気道平滑筋細胞などの気道構成細胞，および2型サイトカインなどの液性因子が関与する気道の慢性炎症で，気道過敏性の亢進や増悪・誘発因子が加わることによって気道壁の浮腫や気道収縮が生じ，変動性のある気道狭窄を来します．同じ閉塞性換気障害（$FEV_1/FVC<70\%$）を呈する慢性閉塞性肺疾患（chronic obstructive pulmonary disease：COPD）やびまん性汎細気管支炎，上気道狭窄などとは異なり，喘息の呼吸機能は可逆性・発作性の気流制限と気道過敏性を有するという特徴があります．しかし，慢性の気道炎症により気道構造の不可逆性の改変（リモデリング）が生じると，気道の可逆性が乏しくなるため，注意が必要です．

重篤な左心不全患者では時に咳嗽，喀痰増加，喘鳴を伴う呼吸困難を認めることがあります．これは心臓喘息とよばれ，左心不全による気管支のうっ血，気管支粘膜の浮腫，気道分泌物の増加の結果，気管支喘息と似た症状を呈しますが，気管支喘息とは病態が異なり，基本的には心不全の治療を行うことで改善します．

2. 診断

喘息は多様な病態から成り立つ疾患ですので，COPDのような明確な診断基準がなく，『喘息予防・管理ガイドライン2021』においても，

①発作性の呼吸困難，喘鳴，胸苦しさ，咳などの症状の反復
②変動性・可逆性の気流制限
③気道過敏性の亢進
④気道炎症の存在
⑤アトピー素因の有無
⑤他疾患の除外

を目安に行う，という記載に留まっています[1]．また，一般診療下で喘息をいかに診断するかということを主眼に上梓された『喘息診療実践ガイドライン2022』においては，呼吸機能

154

検査などを用いることなく，症状と治療薬への反応性からのみ喘息を診断しようとの試みがなされています[2]．

3. 肺機能の特徴（表1）

1 スパイロメトリー

未治療や治療効果不十分で症状を呈しているような場合では，FEV_1/FVCが70％未満の閉塞性換気障害を示し，FEV_1の減少やピークフローの低下が起こります．また，フローボリューム曲線では末梢の閉塞性気流制限を反映して下行脚が下に凸のパターンを示すことが多くなります．$\dot{V}_{50}/\dot{V}_{25}$が3以上を呈した場合に末梢気道障害ありと判断されます（症例提示の図1を参照）．一方，治療効果が十分である場合には各種検査結果が正常を呈する場合があります．

2 気管支拡張薬反応性検査（気道可逆性検査）

閉塞性換気障害を呈する疾患の中でも，喘息は気道狭窄とそれに伴う末梢気流制限に可逆性が認められるという特徴を有します．検査においては短時間作用型β_2刺激薬（short-acting β_2 agonist：SABA）を吸入させ，吸入前と吸入後15〜30分でFEV_1を測定し，その改善率と改善量を計算します．現在のところ，FEV_1が12％以上，かつ200 mL以上増加した場合に気管支拡張薬反応性陽性と評価するのが一般的です（症例提示の図2を参照）．一方，2021年に発表された欧州呼吸器学会/米国胸部疾患学会（European Respiratory Society/American Thoracic Society：ERS/ATS）タスクフォースによる肺機能検査の結果解釈に関する声明では，改善量は考慮せず，FEV_1の改善率が10％以上である場合に「気管支拡張薬反応性あり」と判定するという基準が示されました[3]．今後，日本においても基準が変更されていく可能性がありますので注意が必要です．

> **Mini Memo**
> **気管支喘息の肺機能の特徴**
>
> **可逆性・発作性の気流制限と気道過敏性が特徴**
> - フローボリューム曲線：下行脚が下に凸
> - SABA吸入前後でFEV_1が12％以上，かつ200 mL以上の増加があれば，気道可逆性あり
> - 気道過敏性試験：低濃度の刺激でも気道攣縮が誘発
> - F_{ENO}：35 ppbが喘息診断の目安
> - オシロメトリー：Rrs，Fresが高くなる

3 気道過敏性試験

メタコリンやヒスタミンなどの気道収縮物質を低濃度から段階的に吸入させ，FEV_1の低下あるいはRrsの上昇から気道の敏感さを評価します．喘息患者のように気道の反応性が亢進している被検者では，健常者では反応が起きないような低濃度の刺激でも気道の攣縮が誘発されます．喘息の診断において感度が高い検査ではあるのですが，過度の気道狭窄を誘

発させる危険性があるため，検査前の対標準1秒量（%FEV₁）が70％以上であることが条件となります．

4 呼気中一酸化窒素濃度（F_ENO）

喘息の中でもIL-4，IL-5，IL-13などの2型サイトカインが関与するタイプ2炎症気管支喘息は，好酸球性気道炎症のためF_ENOが高値を示します．F_ENOは末梢血好酸球数や喀痰中の好酸球比率と同様に気道炎症の評価方法として有用なバイオマーカーの一つと考えられています．吸入ステロイド薬による治療開始前に喘息を疑わせる症状があり，F_ENOが22ppb以上であるならば喘息である可能性が高く，日本人を対象とした研究では正常上限が37ppbであった[4]ことから，35ppbを喘息診断の目安とすることもできます[4]．

5 オシロメトリー（広域周波オシレーション法）

呼吸抵抗（Rrs）は気道閉塞によって上昇し，喘息においても重症であるほど高値となる傾向がみられます．また，健常者と比較して喘息患者では呼吸リアクタンス（Xrs）はより負側に偏移するように変化し，共振周波数（Fres）が高くなります．オシロメトリーは非侵襲的で，安静換気下に検査が可能であり，喘息の状態の把握や治療効果の確認に非常に有用です．

4. 症例提示

65歳，男性．

身長 174.4 cm，体重 64.2 kg，BSA 1.78 m²．喫煙歴なし．

実際のスパイロメトリー，肺気量分画，肺拡散能力の結果を**表1**に示します．

スパイロメトリーではFEV₁/FVCは低下していますが%VCは保たれており，閉塞性換気障害であることがわかります．$\dot{V}_{50}/\dot{V}_{25}$は3.59と3以上を呈しており，末梢気道閉塞を認め，フローボリューム曲線では努力呼気フローと安静呼気フローの差（予備呼気フロー）が小さくなっています（**図1**）．気管支拡張薬反応性試験（**図2**，**表1**）では1秒量は430 mL（3,120 mL − 2,690 mL = 430 mL）改善し，改善率は16.0％〔（3,120 mL − 2,690 mL）/2,690 mL × 100 = 16％〕であっ

表1 気管支喘息の肺機能検査データ

			気管支拡張薬投与後15分
VC	4.68 L	(113.6%)	
IC	2.64 L		
FVC	4.64 L	(115.7%)	→ 4.80 L
FEV₁	2.69 L	(82.1%)	→ 3.12 L
FEV₁/FVC	58.0%		→ 64.8%
$\dot{V}_{50}$	1.58 L/秒		
$\dot{V}_{25}$	0.44 L/秒		
FRC	5.02 L	(143.8%)	
RV	2.93 L	(139.4%)	
TLC	7.67 L	(128.8%)	
D_LCO	23.65 mL/分/mmHg	(128.4%)	
D_LCO/VA	3.87 mL/分/mmHg/L	(85.0%)	
F_ENO	45 ppb		

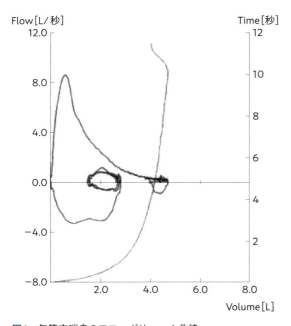 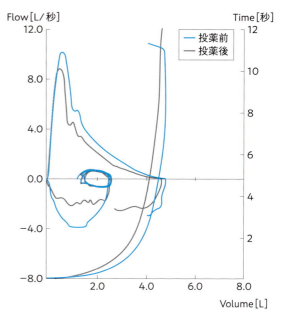

図1 気管支喘息のフローボリューム曲線
ピークフローの低下，末梢の閉塞性気流制限を反映して下行脚が下に凸のパターンを示しています．

図2 気管支拡張薬反応性試験（気道可逆性試験）（トレース図）
SABAを吸入させ，吸入前と吸入後15〜30分で測定を行い，FEV_1が12％以上かつ200mL以上増加していれば，陽性と評価します．

たことから，気管支拡張薬への反応性は「陽性」と判定されました．吸入ステロイド薬（inhaled corticosteroid：ICS）/長時間作用型$β_2$刺激薬（long-acting $β_2$ agonist：LABA）配合剤による治療開始前のF_{ENO}は45ppbと上昇していましたが，治療を開始後は基準値以下となり，自覚症状も消失しました．

＊文献
1) 日本アレルギー学会喘息ガイドライン専門部会，監．喘息予防・管理ガイドライン2021．東京：協和企画，2021．
2) 日本喘息学会．喘息診療実践ガイドライン2022．東京：協和企画，2022．
3) Stanojevic S, Kaminsky DA, Miller MR, et al. ERS/ATS technical standard on interpretive strategies for routine lung function tests. *Eur Respir J* 2022; **60**: 2101499.
4) Matsunaga K, Hirano T, Akamatsu K, et al, Exhaled nitric oxide cutoff values for asthma diagnosis according to rhinitis and smoking status in Japanese subjects. *Allergol Int* 2011; **60**: 33–17.
5) 呼気一酸化窒素（NO）測定ハンドブック作成委員会，日本呼吸器学会肺生理専門委員会，編．呼気一酸化窒素（NO）測定ハンドブック東京：日本呼吸器学会，2018．

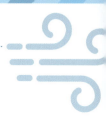

6章 呼吸機能検査によってわかる疾患

3. 閉塞性細気管支炎

1. 疾患概念

閉塞性細気管支炎（bronchiolitis obliterans：BO）は，種々の原因により不可逆性の閉塞性換気障害を来し，進行性の呼吸困難を呈する疾患であり，指定難病の1つです．病理学的には，直径2mm以下のsmall airway（主に呼吸細気管支〜終末細気管支）に気腔外層より狭窄性の線維化を来す点が特徴的です[1)2)]．

発症機序としては，種々の要因（**表1**）により細気管支の上皮障害が生じ，各種メディエータの産生から線維芽細胞の活性化，細胞外基質の沈着，線維化に至ると考えられています．

表1　閉塞性細気管支炎の原因

特発性（原因の特定できないもの）
感染症（マイコプラズマ，RSウイルス，アデノウイルスなど）
吸入ガス・粉塵（二酸化窒素，二酸化硫黄，アスベスト，珪素など）
薬剤性（金製剤，ペニシラミン，ブスルファンなど）
健康食品（アマメシバ抽出物）
臓器移植（骨髄移植，心・肺移植）
膠原病および類縁疾患（関節リウマチ，全身性エリテマトーデス，潰瘍性大腸炎）
皮膚疾患（スティーヴンス・ジョンソン症候群，扁平苔癬）
神経内分泌腫瘍
リンパ腫
びまん性細気管支神経内分泌細胞過形成

2. 診断

症状としては，労作時呼吸困難が主体で，咳嗽を伴うこともあります．BOの場合，症状を自覚する時点で閉塞性障害が相当に進行していることが多い点に注意が必要です．進行例では気管支拡張が続発し，頻回に気道感染を合併することもあります．聴診所見としては，スクォーク（squawk；吸気の最後のほうで短く「きゅー」と軋むような音）が特徴的とされますが，聴取できないこともあります．

本症の診断には，他のびまん性肺疾患と同様に組織診断が重要です．しかし病変が不均一に分布すること，病変部位を画像で的確に捉えるのが困難であることから，外科的肺生検でも組織診断ができないことがあります．また胸部X線写真はほぼ正常か，わずかに過

膨張を示すにすぎず，CTにおいても病勢が進行しなければ，異常と捉えられる所見に乏しいことが知られています．そのため，BO発症のリスクが知られている肺移植においては，閉塞性細気管支炎症候群（bronchiolitis obliterans syndrome：BOS）とよび，肺機能検査を中心とした診断基準を設け，早期診断と早期の治療介入を行うことが試みられています．

3. 呼吸機能検査

呼吸機能検査においては，可逆性がなく比較的急速に進行する閉塞性換気障害が特徴的です．発症時には，1秒率の低下，残気量の増加ならびに末梢気道障害を反映して，$\dot{V}_{50}/\dot{V}_{25}$の上昇，最大中間呼気速度（$FEF_{25-75}$）の低下を認めます．またしばしば拡散障害を伴います．国際心肺移植学会によるBOSの病期分類（**表2**）では，病初期（Stage 0）ではFEV_1とFEF_{25-75}の低下を指標とし，Stage 1〜3ではFEV_1の低下により重症度を定めています[3]．病勢が進むと細気管支閉塞部位より中枢の気管支拡張や繰り返す気道感染や胸腔内圧の上昇による気胸・縦隔気腫などを合併することがあります．

BOは，一般的には不可逆的病態であり，予後不良とされています．移植後のBOでは，慢性拒絶反応の一形態と考えられることから，高用量の副腎皮質ステロイド薬や免疫抑制薬など免疫抑制治療が行われます．非移植症例では，慢性閉塞性肺疾患（chronic obstructive pulmonary disease：COPD）に準じた治療が行われます．いずれについても，肺移植以外に有効な治療法がないのが現状です．

表2　閉塞性細気管支炎症候群の病期分類*

BOS 0	$FEV_1 > 90\%$ and $FEF_{25-75} > 75\%$**
BOS 0-p***	FEV_1 81〜90% and/or $FEF_{25-75} \leqq 75\%$
BOS 1	FEV_1 66〜80%
BOS 2	FEV_1 51〜65%
BOS 3	$FEV_1 \leqq 50\%$

*それぞれのstageにaとbのサブカテゴリーがあり，aは組織診断がないもの，bはBOと組織診断がされたものと分類される．
**FEV_1，FEF_{25-75}は，予測値に対する実測値の割合を示す．
***FEV_1に先行してFEF_{25-75}が低下する患者が多いため，潜在的（potential）なBOSとして0-p期（BOS 0-p）が設定されています．

（Estenne M, Maurer JR, Boehler A, et al. Bronchiolitis obliterans syndrome 2001: an update of the diagnostic criteria. *J Heart Lung Transplant* 2002; **21**: 297–310 を基に作成）

Mini Memo

閉塞性細気管支炎の肺機能の特徴

可逆性のない，比較的急速に進行する閉塞性換気障害が特徴

- フローボリューム曲線：下行脚が下に凸
- RVの増加，一方でTLCは正常
- Stage 0（病初期）：FEV_1とFEF_{25-75}の低下
- Stage 1〜3：FEV_1の低下により重症度が決定

4. 症例提示

55歳, 女性.

主訴：労作時呼吸困難.

現病歴：X−1年2月に悪性リンパ腫と診断され, 化学療法を6コース施行された. 完全寛解に至ったが, 経過中に口腔および外陰・肛門部の粘膜障害を認めた. 同年12月頃より労作時呼吸困難を自覚し, 徐々に増強した. またX年1月からは乾性咳嗽も認めるようになったため, 当科を紹介受診した.

生活歴：喫煙なし, 飲酒なし, ペット飼育なし.

職歴：専業主婦, 粉塵吸入機会なし.

身体所見：心音 純, 肺音 清, ばち指なし.

呼吸機能検査の結果を表3, 図1に示す. 換気機能検査では閉塞性換気障害が急速に進行するとともに, VCも低下して混合性換気障害になっている. 動脈血ガス分析ではCO_2貯留傾向がみられる. フローボリューム曲線については, ピークフローが低下し, 下行脚が下方に凸な形状に変化している.

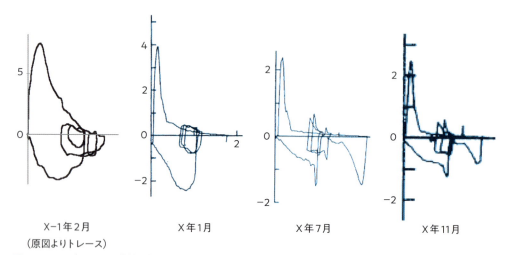

図1 フローボリューム曲線の経時的変化

表3 呼吸機能の経時的変化

	X−1年2月	X年1月	X年7月	X年11月
肺気量分画				
VC (L)	3.37	2.07	1.56	1.40
%VC (%)	120	75	57	51
FRC (L)		1.90	1.62	1.54
RV (L)		1.46	1.07	0.98
TLC (L)		3.53	2.63	2.38
RV/TLC (%)		41.4	40.7	41.2
スパイロメトリーとフローボリューム曲線				
FVC (L)	3.37	1.89	1.53	1.43
FEV_1 (L)	2.34	0.75	0.37	0.42
FEV_1/FVC (%)	69	40	24	29
%FEV_1 (%)	105	35	17	20
PEF (L/秒)	7.57	3.94	2.37	2.50
$\dot{V}_{50}$ (L/秒)	2.24	0.21	0.08	0.09
$\dot{V}_{25}$ (L/秒)	0.44	0.07	0.04	0.06
肺拡散能力				
D_{LCO} (mL/分/Torr)		11.6	7.8	7.0
D_{LCO}/V_A (mL/分/Torr/L)		4.2	3.8	3.3
動脈血ガス分析				
	（室内気）	（室内気）	（O_2 2L/分）	（O_2 2L/分）
Pa_{O_2} (Torr)	89.5	64.9	68.3	79.6
Pa_{CO_2} (Torr)	40.6	39.5	68.8	61.8
pH	7.39	7.43	7.37	7.35

＊文献

1) 長谷川好規. 閉塞性細気管支炎の現状. 日内会誌 2008；**97**：1895-9.

2) 第2章 閉塞性細気管支炎 A. 臨床像. 厚生労働科学研究費補助金難治性疾患政策研究事業「びまん性肺疾患に関する調査研究」班，難治性びまん性肺疾患診療の手引き作成委員会，編. 難治性びまん性肺疾患診療の手引き. 東京：南江堂，2017：18-20.

3) Estenne M, Maurer JR, Boehler A, et al. Bronchiolitis obliterans syndrome 2001: an update of the diagnostic criteria. *J Heart Lung Transplant* 2002; **21**: 297-310.

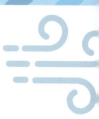

6章 呼吸機能検査によってわかる疾患

4. 特発性肺線維症（IPF）

1. 疾患概念

　間質性肺炎とは，肺の間質を炎症や線維化病変の場とする疾患の総称です．その原因は多岐にわたりますが，膠原病（自己免疫疾患）やサルコイドーシスなどの全身性疾患に伴うものや，職業上や生活上での粉塵の長期曝露や生活環境による慢性的な抗原曝露，薬剤性など原因が明らかなものと，原因が特定できない特発性間質性肺炎（idiopathic interstitial pneumonias：IIPs）があります．指定難病でもあるIIPsは現在のところ9疾患に分類されていますが，特発性肺線維症（idiopathic pulmonary fibrosis：IPF）はIIPsのうちで最も頻度が高い疾患となります[1]．

　IPFの原因は不明で，遺伝的背景や環境因子の影響が考えられており，特に喫煙はIPFの危険因子として重要とされています．IPFの主要病態は気道上皮細胞に対する慢性的な傷害から慢性の線維化が生じる過程が考えられています．発症は通常緩徐ですが，急速に進行する場合もあります．健診あるいは検診での偶発的な発見例では無症状の場合もありますが，進行すれば乾性咳嗽，著しい労作時呼吸困難，チアノーゼ，肺性心，末梢性浮腫などがみられます．呼吸機能検査では一般的に拘束性換気障害や拡散能の低下，肺気量の減少が認められます．

2. 診断

　診断においては，まず膠原病やサルコイドーシス，職業・環境性曝露，薬剤性など原因が特定できる間質性肺疾患を除外します．次に，高分解能CT（high resolution CT：HRCT）にて胸膜直下優位に蜂巣肺や網状影，牽引性気管支拡張／細気管支拡張などの通常型間質性肺炎（usual interstitial pneumonia：UIP）パターンの所見が認められれば臨床的にIPFと診断されます．画像所見が典型的でない場合は気管支鏡検査や外科的肺生検が検討され，外科的肺生検による病理組織所見でUIPに合致すればIPFと診断されます（組織診断群：definite）．また，2024年4月からは外科的肺生検を実施しなくても症状や理学所見，血清学的検査，呼吸機能検査，胸部HRCT所見のみでIPFの認定が可能になりました（臨床

診断群：probable）．いずれの場合でも診断には呼吸器内科医，画像診断医，病理診断医による集学的な検討（multidisciplinary discussion：MDD）に基づく診断が重要となります[1]．

3. 肺機能の特徴（表1）

1 スパイロメトリー，肺気量分画

　肺の線維化の進行に伴い肺弾性収縮力が増加し，肺容積は減少し，TLC，FRC，RVの減少を認め，VCは減少して拘束性換気障害を呈します．FEV_1も減少しますが，VC（およびFVC）も減少するため，FEV_1/FVCは正常範囲内を呈することが多いです．また，病状が進行するとVC（あるいはFVC）の減少に比較してFEV_1の減少が乏しいため，FEV_1/FVCがむしろ増加するとされています．肺弾性収縮力の増加は，FVC減少とともに低肺気量位での気流を上昇させるため，フローボリューム曲線では上に尖った凸のパターンを呈することになります（図1）．ただし，これらの検査所見は病初期には認められない場合もあります．

> **Mini Memo**
> ### IPFの肺機能の特徴
> - FEV_1/FVCは正常範囲内（病状が進行するとむしろ増加）
> - フローボリューム曲線：上に尖った凸パターン
> - D_{LCO}の低下，ただしD_{LCO}/V_Aが著しく低下することはない（気腫型COPDとは異なる）
> - 労作時に低酸素血症を呈する（安静時はあっても軽度）
> - 静肺コンプライアンスの低下

2 肺拡散能（D_{LCO}）

　IPFにおいて，肺拡散障害はVCやTLCの減少よりも先行して認められるとされています[2]．肺拡散能低下の要因としては肺気量減少に伴う拡散面積の減少，肺胞間質の肥厚に伴う拡散距離の増加などがあり，進行例では肺毛細血管血流量の低下も関与します[3]．進行した気腫型COPDではTLCの増加に伴いD_{LCO}と比較してD_{LCO}/V_Aが著しく低下しますが，IPFではTLCが減少するためD_{LCO}に比較してD_{LCO}/V_Aが著しく低下するという関係性は見られません．

3 運動耐容能

　早期のIPFでは安静時には低酸素血症を認めないか，あっても軽度ですが，労作時には比較的早期の症例でも低酸素血症を呈することがあります．低酸素血症の原因は主に$A-aDO_2$の開大によるものであり，原因としては換気・血流不均等，拡散障害，右-左シャントが考えられています．特に運動負荷時には心拍出量の増加により肺毛細血管内の血流速度が速くなり，肺胞気と血液の接触時間が短くなるため，拡散障害があるIPFでは労作時に著しい低酸素血症を呈すると考えられます．また，拘束性換気障害のために運動時の1回換気量の増加が健常者のようには十分に得られないことも労作時低酸素血症の要因と考えられています．

4 静肺コンプライアンス

IPFでは間質の線維化によって肺実質が硬くなり，また肺サーファクタントの異常により肺胞の表面張力が増大することによって，肺の膨らみが悪くなります．このため，単位圧変化あたりの肺気量変化が小さくなり[2]，静肺圧量曲線は健常人と比較して右下方に偏移し，静肺コンプライアンスは低下します．

4. 症例提示

65歳，女性．

身長145 cm，体重48 kg，BSA 1.37 m^2．喫煙歴なし．

実際のスパイロメトリー，肺拡散能，6分間歩行試験，動脈血液ガス分析の結果を示します（図1，表1）．

スパイロメトリーでは%VCは低下し，FEV$_1$/FVCは保たれていることから，拘束性換気障害であるとわかります．また，TLC，FRC，RVは低下．フローボリューム曲線は上に尖った凸の形状を呈しており，肺容量減少に伴いPEFも低下しています．

⊿N$_2$は4.64%/Lと換気の不均等分布が認められます．肺拡散能力は，%D$_{LCO}$，%D$_{LCO}$/V$_A$ともに明らかに低下を認めます．進行した気腫型COPDと異なり，D$_{LCO}$に比較してD$_{LCO}$/V$_A$が著しく低

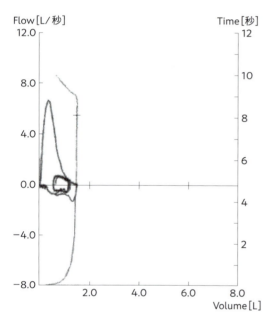

図1 進行したIPFのフローボリューム曲線
VCは減少し，上に尖った凸のパターンを示します．

表1 IPFの肺機能検査データ

VC	1.5 L (68.8%)	**6分間歩行試験**	Sp$_{O_2}$（%）　PR（/分）
IC	1.17 L	開始前	96　　　97
FVC	1.50 L (73.7%)	1分後	94　　　100
FEV$_1$	1.23 L (75.8%)	2分後	88　　　115
FEV$_1$/FVC	81.8%	試験中止．呼吸困難の自覚あり．安静後1分でSp$_{O_2}$ 90%に改善．	
peak flow	6.68 L/秒	歩行距離100 m弱．	
FRC	1.13 L (46.6%)	**動脈血液ガス分析（室内気）**	
RV	0.8 L (52.2%)	pH	7.473
TLC	2.3 L (63.3%)	Pa$_{O_2}$	91.9 mmHg
CV/VC	8.1%	Pa$_{CO_2}$	28.6 mmHg
CC/TLC	29.0%	HCO$_3^-$	20.5 mmol/L
⊿N$_2$	4.64%/L	BE	−1.8 mmol/L
D$_{LCO}$	6.38 mL/分/mmHg (52.1%)	Sa$_{O_2}$	96.8%
D$_{LCO}$/V$_A$	2.77 mL/分/mmHg/L (63.5%)	Hb	11.5 g/dL
		A-aD$_{O_2}$	22.4 mmHg

下するという関係性はみられません.

6分間歩行試験開始後2分でSp_{O_2}が96％から88％に急速に低下しました. A-aD_{O_2}は22.4 mmHgと開大.

本症例においては,安静時に採血された動脈血液ガスにて低酸素血症はみられていませんが,低二酸化炭素血症および呼吸性アルカローシスがみられており,呼吸困難に対して過換気を呈していると考えられます.

＊文献

1) 日本呼吸器学会びまん性肺疾患診断・治療ガイドライン作成委員会,編. 特発性間質性肺炎：診断と治療の手引き2022(改訂第4版). 東京：南江堂, 2022
2) Plantier L, Cazes A, Dinh-Xuan AT, et al. Physiology of the lung in idiopathic pulmonary fibrosis. *Eur Respir Rev* 2018; **27**: 170062.
3) 日本呼吸器学会肺生理専門委員会,編. 臨床呼吸機能検査(第8版). 東京：メディカルレビュー社, 2016.

6章 呼吸機能検査によってわかる疾患

5. 肺高血圧症

1. 疾患概念

　肺高血圧症（pulmonary hypertension：PH）は，肺血管抵抗が増加して肺動脈圧が高くなる病気です．肺高血圧症になると肺への血液循環が低下し，肺から血液に取り込まれる酸素の量が減ります．そのため，軽い動作で動悸や呼吸困難といった症状が現れます．肺血管系の異常は肺全体に起きますが，気道系はほぼ保たれており換気機能は正常あるいはわずかな低下のみです．

> **Mini Memo**
> **肺高血圧症の鑑別**
>
> 呼吸機能検査は1群と3群の鑑別に有用
> - 異常が軽度＝1群（PAH）
> - 異常が高度＝3群（肺疾患に起因）
> ※スパイロメトリーでは正常〜軽度異常にもかかわらず，D_{LCO}が明らかに低下しているときは肺高血圧症を疑う

　2022年，欧州心臓病学会／欧州呼吸器学会（European Society of Cardiology/European Respiratory Society：ESC/ERS）によって肺高血圧症の血行動態定義（hemodynamic definitions）が変更されました[1]．肺高血圧症の早期診断を目指して，平均肺動脈圧（mPAP）＞20mmHgに引き下げられました．前毛細血管性肺高血圧症は，肺血管抵抗（PVR）＞2WUおよび肺動脈楔入圧（PAWP）≦15mmHgと定義されました[1]．今後はこの定義が国際的スタンダードになると思われます．

　肺高血圧症は原因がさまざまであり，1〜5群の5つに分類されています（**表1**）．1群の肺動脈性肺高血圧症（pulmonary arterial hypertension：PAH）は，肺動脈そのものに病変が起こります．3群の肺疾患および／または低酸素血症による肺高血圧症では，呼吸器疾患や低酸素血症が背景にあり，肺高血圧症を発症します．呼吸機能検査は，1群と3群の肺高血圧症の鑑別に有用です．呼吸機能検査で換気異常が高度であれば，基礎疾患である肺疾患に起因する可能性が高く，3群肺高血圧症と考えられます．通常，肺高血圧症を引き起こすのは，重度の間質性肺疾患（%FVCが70%未満）または閉塞性肺疾患（%FEV_1が60%未満）です（**図1**）[2]．逆に，呼吸機能検査の異常が軽度であれば，肺高血圧症は肺疾患に起因するものではなく，1群のPAHと考えられます．

　しかし，PAHでも換気機能に軽度の異常が発生する可能性があります．PAH患者を対象

表1 肺高血圧症の分類

第1群	肺動脈性肺高血圧症（PAH）
第2群	左心性心疾患による肺高血圧症
第3群	肺疾患および／または低酸素血症による肺高血圧症
第4群	肺動脈閉塞による肺高血圧症
第5群	詳細不明な多因子のメカニズムに伴う肺高血圧症

（Humbert M, Kovacs G, Hoeper MM, et al. 2022 ESC/ERS Guidelines for the diagnosis and treatment of pulmonary hypertension. *Eur Heart J* 2022; **43**: 3618–731 より作成）

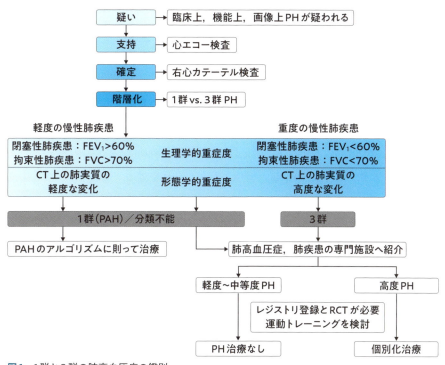

図1 1群と3群の肺高血圧症の鑑別
（Nathan SD, Barbera JA, Gaine SP, et al. Pulmonary hypertension in chronic lung disease and hypoxia. *Eur Respir J* 2019; **53**: 1801914 より転載）

とした呼吸機能検査では％FVCが80～91％と軽度の拘束性換気障害が示されています．また進行したPAH患者では末梢気道抵抗が増加して，労作時呼吸困難に動的過膨脹が関与していることや，呼吸筋力の低下も報告されています．

　PAH患者では主に心拍出量の低下による混合静脈血酸素分圧の低下によって軽度から中等度の低酸素血症が生じます．動脈血ガス分析では，動脈血酸素分圧（Pa_{O_2}）と二酸化炭素分圧（Pa_{CO_2}）の正常または低下が認められます．1980年代に多種不活性ガス洗い出し法（multiple inert gas elimination technique：MIGET）を使用して換気／血流比の研究がされ，生理学的死腔やシャントが増加することがわかりました．またPAH患者は，生理学的死腔と化学感受性の増加により，安静時，運動中，さらには睡眠中にも過呼吸が認められます．

2. 呼吸機能の特徴

1 DLCO

肺高血圧症患者で注目すべき呼吸機能検査は，肺拡散能検査（DLCO）です．肺高血圧症では肺血管床の減少や肺血流量の減少，換気血流不均等によってDLCO値は低下します．肺高血圧症患者のスクリーニング検査として有用であり，スパイロメトリーが正常あるいは軽度の異常にとどまるにもかかわらずDLCO値が明らかに低下しているときには，肺高血圧症を鑑別に挙げるべきです．

肺静脈閉塞症や肺毛細血管腫症（pulmonary veno-occlusive disease/pulmonary capillary hemangiomatosis：PVOD/PCH）は肺内の静脈塞栓のために肺動脈圧の上昇を来す疾患ですが，DLCOが著明に低下することが知られており，PAHとの鑑別に有用です．またCOPDや間質性肺炎などの慢性呼吸器疾患や膠原病においては経時的にスパイロメトリーを行い，そうした基礎疾患の経過にそぐわない大幅なDLCO低下があれば，肺高血圧症の合併を強く疑うことができます．ただしDLCOは，呼吸器疾患の合併や貧血，喫煙など，多くの病態によって低下する可能性がありますので，それらの疾患の鑑別が必要です．

気腫合併肺線維症（combined pulmonary fibrosis and emphysema：CPFE）は肺気腫と肺線維症が混在する病態ですが，高率に肺高血圧症を併存することが知られています．呼吸機能検査ではVCやFEV$_1$が比較的保たれているにもかかわらず，著しい低酸素血症とDLCOの著明な低下が認められます．スパイロメトリーのみでは見逃されるおそれがあり，CTなどの画像検査で肺病変の有無を確かめることも重要です．

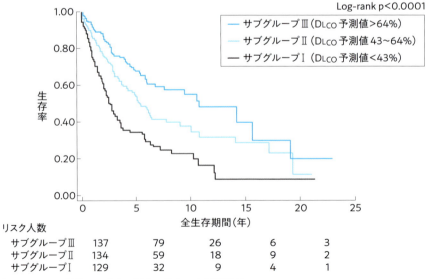

図2 DLCOはⅠ群PAH患者の死亡の独立した予測因子

（Chandra S, Shah SJ, Thenappan T, et al. Carbon monoxide diffusing capacity and mortality in pulmonary arterial hypertension. J Heart Lung Transplant 2010; **29**: 181–7 より転載）

D_{LCO}は肺高血圧症の予後の推測にも用いられます．PAHや慢性肺血栓塞栓性肺高血圧症，膠原病性肺高血圧症，3群肺高血圧症において予測因子となります．D_{LCO}が低いと予後不良であり，1群肺高血圧症患者の死亡の独立した予測因子であることが報告されています（**図2**）[3]．特発性PAH（idiopathic PAH：IPAH）と診断され，%D_{LCO} 45%未満と喫煙歴によって定義される患者は，古典的なIPAHではなく，肺疾患による肺高血圧症の患者に似た表現型を示し，予後不良であることが報告されています．

2 6分間歩行試験

6分間歩行試験は簡便かつ安価に施行できる検査であり，患者の状態をモニタリングし，治療効果を評価するために使用されます．6分間歩行距離（six minutes walking distance：6MWD）は，ベースラインにおいて血行動態指標と密接な関連があることが示され，多くの臨床試験において主要エンドポイントとして用いられてきました．6MWD＞440mという数値が，現在の治療目標として取り上げられています．

＊文献

1) Humbert M, Kovacs G, Hoeper MM, et al. 2022 ESC/ERS Guidelines for the diagnosis and treatment of pulmonary hypertension. *Eur Heart J* 2022; **43**: 3618–731.
2) Nathan SD, Barbera JA, Gaine SP, et al. Pulmonary hypertension in chronic lung disease and hypoxia. *Eur Respir J* 2019; **53**: 1801914.
3) Chandra S, Shah SJ, Thenappan T, et al. Carbon monoxide diffusing capacity and mortality in pulmonary arterial hypertension. *J Heart Lung Transplant* 2010; **29**: 181–7.

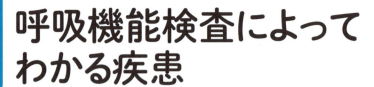
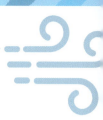

6章 呼吸機能検査によってわかる疾患

6. 睡眠時無呼吸症候群

1. 疾患概念

　睡眠時無呼吸症候群は，睡眠中に呼吸が一時的に10秒以上継続して停止または低下する状態が繰り返される疾患群の総称です．肥満や扁桃腺肥大，心不全など，さまざまな原疾患で生じますが，いずれにしてもこの病態は，十分な睡眠を妨げ，日中の過度の眠気や集中力の低下などの問題を引き起こし，さまざまな他臓器の合併症を生じることがあります．診断については，「5章 3) 終夜睡眠検査」を参照してください．

　以下に，終夜睡眠検査〔簡易検査／ポリソムノグラフィー (PSG)〕を実施した症例を提示します．

2. 症例提示

1 簡易検査（パルスオキシメータ，タイプ4）実施例（図1）

　患者は30代．高度の肥満で，日中の眠気，睡眠中のいびきや無呼吸を周囲から指摘され受診しました．

　解析結果はサマリーのページと，波形のページから成ります．脳波は測定していないため，終夜（患者の就寝時〜起床時まで）の記録であり，中途覚醒があればその時間も含まれています．サマリーページにはSpO_2について，平均値，中央値，$SpO_2＜90％$の時間と全体の記録時間に対する割合，$SpO_2＜88％$の時間と全体の記録時間に対する割合，さらに3％ODI (oxygen desaturation index) が示されています．3％ODIは，睡眠時にSpO_2が基準値より3％以上低下して回復した回数を1時間あたりで計算した指数ですが，PSGで得られたAHIとの相関が知られており，睡眠時無呼吸症候群の重症度の目安として有用です．この症例は3％ODI＝41.06回／時であることから重症の睡眠時無呼吸症候群を強く示唆する結果です．

　波形のページは，1段1時間の表示で，SpO_2と脈拍の波形が示されています．SpO_2の1回の低下の程度や，記録時間帯の分布を見ることで，患者の呼吸パターン，重症度を把握することができます．

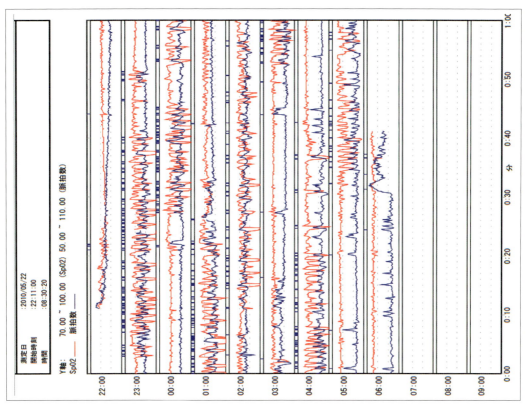
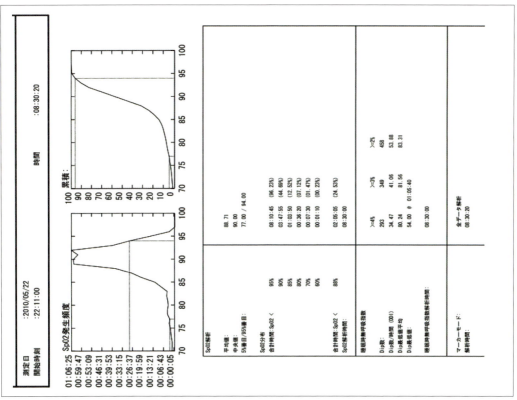

図1 簡易睡眠検査(パルスオキシメータ)の患者レポート
　3%ODI(AHIに相当) = 41.06回/時から重症の睡眠呼吸障害と判断.
　Dip数：Sp_{O_2}が ○ %低下して回復した回数. レポートでは4%, 3%, 2%のおのおのの回数が示されている.

2 簡易検査（パルスオキシメータ，タイプ4）を選ぶ場面

簡易検査の中でも最もシンプルで，得られる情報が最も少ない検査です．選ぶ場面として以下が挙げられます．

① 問診や身体所見から睡眠呼吸障害，特に閉塞性睡眠時無呼吸（OSA）を強く疑う患者（最初から医師がPSGを提案できる症例でも，患者の希望で医療費の高いPSG検査をいきなり実施するのではなく，まず何らかのスクリーニング検査を受けてOSAがあることの確認をする場合や，いずれPSGで詳細を評価するためOSAがあることを確認する場合）．

② 他のタイプの簡易検査やPSGが容易にできない医療施設において，スクリーニングを行う場合．

3 簡易検査実施例（タイプ3）実施例（図2：正常，図3：OSA）

正常例（図2，AHI = 0.6/hr）とOSA症例（図3，AHI = 18.8/hr）を示します．どちらも統計の箇所には，全体のAHI，体位別のAHI，SpO_2分布，脈拍のサマリーが記載されています．グラフには，横軸を時間として，上段から体位，呼吸イベント・いびきの検出，SpO_2波形，脈拍の波形が示されています．

正常例（図2）と比べOSA例（図3）では，終夜仰臥位で，閉塞性呼吸イベントが目立ち，その前後の時間，および呼吸イベントの出現しない時間でもいびきが終夜出現しています．SpO_2の低下は，いびき＋呼吸イベント（無呼吸，低呼吸）の出現する時間は顕著ですが，いびきのみ出現している時間では目立ちません．

4 簡易検査（タイプ3）を選ぶ場面

脳波測定用電極を装着していないため睡眠時間の正確な把握はできませんが，睡眠呼吸障害のうちOSAの診断・評価には特に有用です．選ぶ場面として以下が挙げられます．

① 問診や身体所見からOSAを有しているかの判断が難しい場合に，まず簡易検査を実施してPSGに進むことを医師も患者も確認したい場合．特に体位の測定ができるものを選択することで，非肥満で体位依存が強く，かつ全体の重症度（AHI）が高くない場合には，簡易検査の結果のみで（PSGに進まずに）治療としての口腔装置を提案する根拠となります．

② すでにOSAの診断を受けた患者で，口腔装置や減量などの治療の効果を確認する場合．

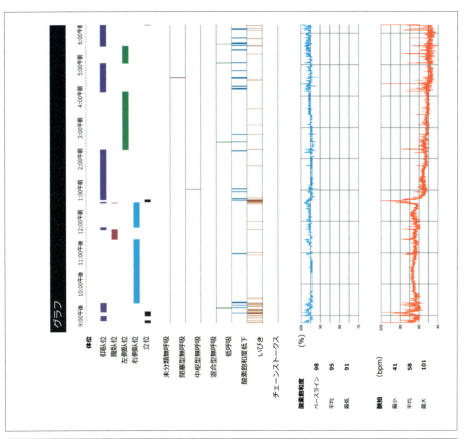

図2 簡易睡眠検査の患者レポート
AHI = 0.6/hrから正常範囲内(睡眠呼吸障害は否定)と判断.

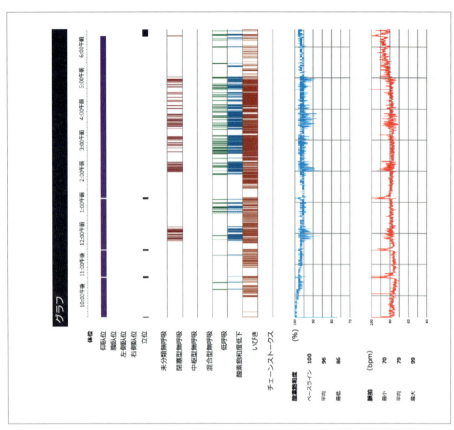
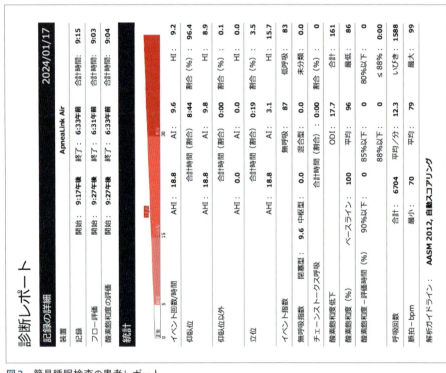

図3 簡易睡眠検査の患者レポート
AHI = 18.8/hr から睡眠呼吸障害（閉塞性睡眠時無呼吸症候群）と判断．
終夜仰臥位であったため体位依存性があるかは判断できませんが，いびきは終夜継続して認めます．

5 精密検査（PSG）実施例（図4～6，重症OSA）

　患者は60代．肥満傾向，顎顔面もOSAと関連するような小顎・下顎後退を認めました．日中の眠気，周囲から睡眠中のいびき，無呼吸を指摘され受診しました．

　図4はPSGのサマリーレポートで，通常最初のページに示されます．統一された書式はありませんが，睡眠変数（「**5章 3）終夜睡眠検査**」を参照），呼吸イベントの内訳，SpO_2の変化，脚運動の内容が示されています．下段の所見欄には，マニュアル解析のコメントが示されており，症例のPSGの特徴となる有用なポイントが的確に示されています．症例は，AHI = 42.7/hrで重症の睡眠時無呼吸症候群ですが，AHIのうちHI（低呼吸指数）が多くを占めていたことがわかります．

　図5は，主な測定指標を1枚にまとめた睡眠経過図です．図6では，特徴的な呼吸イベントを認めた時間帯（通常5分の表示）が取り出され，経過図が示されています．

患者様名			ID			
性別	女性		生年月日(年齢)			
身長	160　cm	体重	64.5　kg	BMI	25.2　kg/m²	
測定開始			測定終了			
消灯時間	21:02		点灯時間	5:43		

総記録時間　TRT　　：消灯から点灯までの時間	520.5	分	
総睡眠時間　TST　　：N1+N2+N3+R	296.5	分	
中途覚醒時間　WASO　：入眠から点灯までの覚醒時間の総和	211.5	分	
睡眠効率　Sleep efficiency　：TST/TRT×100%	57	%	
睡眠潜時　Sleep latency	11.5	分	
REM潜時　REM latency	179	分	
睡眠ステージR　(%TST)	12.1	%	
睡眠ステージN1　(%TST)	20.4	%	
睡眠ステージN2　(%TST)	47.7	%	
睡眠ステージN3　(%TST)	19.7	%	
覚醒反応指数　Arousal index	17.2	回/1時間当たり	
無呼吸低呼吸指数　AHI	**42.7**	回/1時間当たり	
無呼吸指数　AI	1.6	回/1時間当たり	
低呼吸指数　HI	41.1	回/1時間当たり	
中枢性呼吸イベントの割合	0	%	
SpO2低下指数　3%Oxygen desaturation index	42.9	回/1時間当たり	
SpO2 90%>	133.3	分	
呼吸イベントに伴う最低SpO2	71	%	
周期性四肢運動指数　PLM index	1.2	回/1時間当たり	
脚動に伴う覚醒反応指数	0.2	回/1時間当たり	
筋活動の抑制を伴わないREM睡眠　(%TST)	0	%	
筋活動の抑制を伴わないREM睡眠　(%REM)	0	%	

所見欄
AHI: 42.7回/h　AASM Ver.2.6で解析を行っております。(眠剤服用なし) 呼吸イベントは閉塞性低呼吸が主体で、終夜大半が仰臥位でしたので、仰臥位AHIとは差がありません。全ての呼吸イベントは3%以上のSpO2低下を伴っており、最低値は71%でした。また呼吸イベントのない時間帯でも、SpO2は持続的に低値を示し、第1周期の深睡眠時は87〜88%で推移していました。覚醒時に2回中枢性無呼吸を認めており、30秒ほどの無呼吸でSpO2は、96%から92%に低下していました。中途覚醒時間が長く、睡眠効率は57%と低値です。睡眠時間が短いためか、睡眠のバランスは問題ありません。浅睡眠期に右側頭部優位に棘波を数回認めました。下肢運動と心電図は問題ありません。 装着者：　　　　　　解析者：

図4　ポリソムノグラフィーの患者レポート(サマリー)

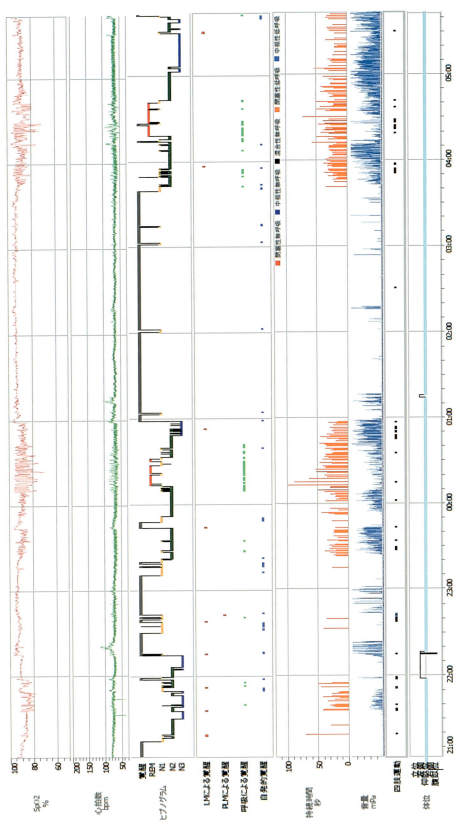

図5 ポリソムノグラフィーの患者レポート（睡眠経過図）

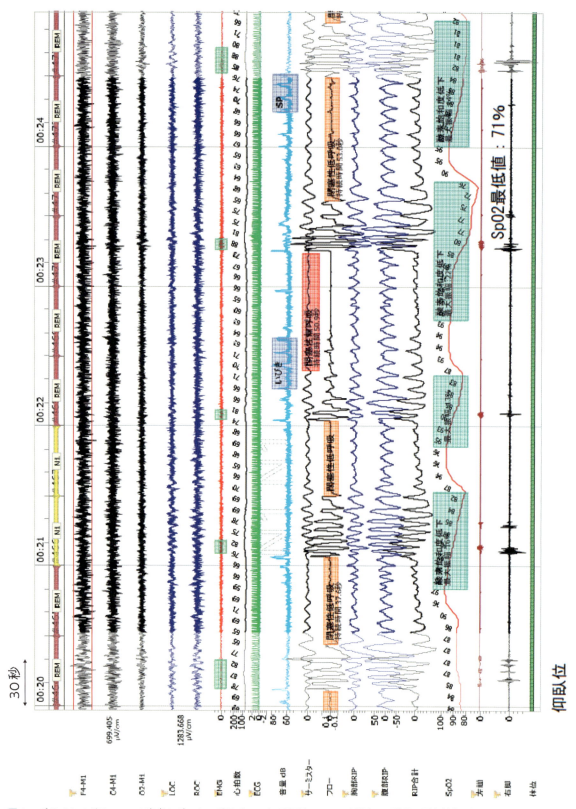

図6 ポリソムノグラフィーの患者レポート：呼吸イベントが出現している時間（レム睡眠の閉塞性無呼吸と閉塞性低呼吸）

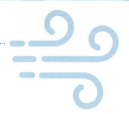

6章 呼吸機能検査によってわかる疾患

7. 神経筋疾患

1. 疾患概念

　ギラン・バレー症候群や重症筋無力症，筋萎縮性側索硬化症（amyotrophic lateral sclerosis：ALS）などの神経筋疾患で呼吸不全を合併することが知られています．ALSの場合，65％が四肢の筋力低下，30％が球麻痺症状（構音障害，嚥下障害）で発症しますが，5％は呼吸器症状で発症し，予後が悪い傾向があるとされています．

　神経筋疾患で呼吸不全が発生する機序としては，①上気道・咽頭・喉頭の筋力低下による上気道閉塞，②吸気筋力低下による肺胞低換気や無気肺とそれに伴う換気血流不均等，③呼気筋力低下による喀痰の自己喀出困難があります．本節では，このうち特に重要で呼吸機能検査で評価可能な②についてまとめます．

　吸気筋には横隔膜，肋間筋，胸鎖乳突筋などがありますが，このうち横隔膜が特に重要で，安静換気の場合，呼吸運動の70％程度を担っているとされています．肺胞低換気は吸気筋力が30％以下に低下しないと生じないとされ，自覚症状を認めた段階ですでに吸気筋力がかなり低下していると考えられます．逆に神経筋疾患の患者では，呼吸機能検査により吸気筋力の低下を早期に検出することが重要といえます．

　神経筋疾患による呼吸不全はCO_2貯留を伴うⅡ型呼吸不全であり，医療スタッフが不用意に酸素投与を行うことでCO_2ナルコーシスに至った事例もありますので注意が必要です．

2. 診断

　症状としては，労作時呼吸困難が主体で，一般的に呼吸筋力低下の程度は息切れの程度とよく相関します．また起坐呼吸（仰臥位での呼吸困難）も特徴的ですが，これは仰臥位になると腹部臓器により横隔膜が圧迫され，また，呼吸補助筋も働きにくくなり，低換気が顕著になるためです．起坐呼吸は心不全や気管支喘息発作時の所見として有名ですが，神経筋疾患でも起こることに注意が必要です．また，夜間就寝中は生理的に低換気となることから，呼吸筋力に予備能がない状態では容易にCO_2貯留が生じます．起床時の頭痛や易疲労感，中途覚醒などが夜間低換気の症状として挙げられます．

> **Mini Memo**
> ## 神経筋疾患と呼吸機能の関係
> 原因① 上気道・咽頭・喉頭の筋力低下
> 原因② 吸気筋力低下による肺胞低換気や換気血流不均等
> 原因③ 呼気筋力低下による喀痰の自己喀出困難
> ※このうち②が呼吸機能検査で評価可能
> 起坐呼吸，起床時の頭痛や易疲労感，中途覚醒の症状があれば本疾患を疑う！

身体診察では，呼吸補助筋の使用や努力様呼吸を確認することが重要です．ただ観察するだけでなく，呼吸中に直接胸鎖乳突筋に触れることで吸気時に胸鎖乳突筋を実際に収縮させているかどうかを確認します．また，胸腹壁の奇異性運動（奇異呼吸）がみられることもあります．正常例では吸気時に胸郭と腹部はどちらも外側へ広がる動きとなりますが，横隔膜機能不全がある患者では胸郭が陰圧になろうとすると横隔膜が頭側へ移動し，結果として腹部が凹みます．これを奇異呼吸とよび，仰臥位の状態で観察しやすいことが知られています．

呼吸筋力の低下は，肺気量分画では当初は機能的残気量（functional residual capacity：FRC）の増加および最大吸気量（inspiratory capacity：IC）の減少としてみられます．その後に肺活量（vital capacity：VC）の減少として確認されるようになります．一般的に両側の横隔膜機能不全の場合，%VC＜50％となり，仰臥位ではさらに30〜50％低下するとされています．VCは通常60〜70mL/kgですが，神経筋疾患ではVC＜30mL/kgで無気肺を生じ，VC＜15mL/kg（もしくは1L未満）で人工呼吸管理の適応とされます．

3. 症例提示

症例：71歳，男性．

主訴：全身倦怠感．

病歴：3か月前から軽度の労作で倦怠感を自覚するようになり，朝起きられず，会社も欠勤するようになった．2か月前からは呼吸困難も出現した．前医内科で心臓，甲状腺などの検査を受けたが異常なく，慢性疲労症候群疑いとされた．3日前の未明に呼吸困難で覚醒し，当院救急外来を受診した．受診時には呼吸困難は改善し，帰宅となった．入院当日の午前3時頃にも同様の症状があり，入院となった．

呼吸困難は息が吸えない感じで，仰臥位で増悪し，坐位で改善する．最近手が動かしにくく，箸で物を口に運ぶ動作が困難とのこと．

喫煙歴：20歳台に数年間，1日5本程度．

身体所見：SpO_2 94％（室内気），呼吸数20回/分，肺野でラ音聴取せず．

動脈血ガス分析（室内気吸入下）：pH 7.411，PaO_2 71.2Torr，$PaCO_2$ 50.4Torr，$[HCO_3^-]$ 32.0mmol/L

呼吸商を0.8とした場合，$A-aDO_2$は16Torrであり，年齢を考慮すれば正常範囲内．Base excessは7.4mEq/Lであり，呼吸性アシドーシス＋代謝性アルカローシス．

180

スパイロメトリー（坐位）

VC	1.79 L (58.7%)
FVC	1.69 L (57.1%)
FEV₁	1.44 L (62.9%)
FEV₁/FVC	85.2%
PEFR	4.70 L/秒 (64.0%)
$\dot{V}_{50}$	1.84 L/秒 (67.2%)
$\dot{V}_{25}$	1.27 L/秒 (167.1%)

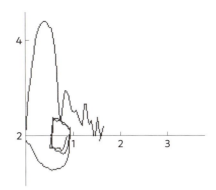

スパイロメトリー（仰臥位）

VC	0.89 L (29.2%)
FVC	0.89 L (30.1%)
FEV₁	0.71 L (31.0%)
FEV₁/FVC	79.8%
PEFR	2.34 L/秒 (31.9%)
$\dot{V}_{50}$	0.38 L/秒 (13.9%)
$\dot{V}_{25}$	0.25 L/秒 (32.9%)

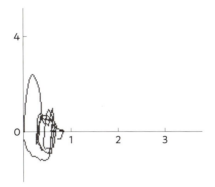

図1 坐位と仰臥位で実施したスパイロメトリー

　拘束性換気障害を反映してフローボリューム曲線は釣り鐘型になっている．また仰臥位でVCが50％低下しており，横隔膜機能の低下が示唆される（**図1**）．

---

* 文献
1) 「筋萎縮性側索硬化症診療ガイドライン」作成委員会，編．筋萎縮性側索硬化症診療ガイドライン2013．東京：南江堂，2013．
2) McCool FD, Tzelepis GE. Dysfunction of the diaphragm. *N Engl J Med* 2012; **366**: 932-42.

索　引

記号・数字

%DL$_{CO}$ ……………………………… 75
%KC$_O$ ……………………………… 75
⊿VE/⊿PET$_{CO_2}$ ………………… 120
1回換気量 …………………………… 31
1回呼吸法 …………………………… 71
1次記号 ……………………………… 9
1次分画 ……………………………… 19
1秒率 ………………………………… 6
1秒量 ……………………………… 5, 57
2次記号 ……………………………… 9
2次分画 ……………………………… 19
3%ODI ……………………………… 170
6分間歩行試験 …………………… 125
a_1アンチトリプシン欠乏症 ……… 102

A～C

AHI ………………………………… 170
air trapping ………………… 72, 150
anaerobic threshold 　→AT
AT ………………………………… 133
ATPS ……………………………… 11
Ax ………………………………… 111
BO ………………………………… 158
box内圧 …………………………… 48
Boyleの法則 ……………………… 48
bronchiolitis obliterans 　→BO
BTPS ……………………………… 11
Burrows …………………………… 76
chronic obstructive pulmonary
　disease 　→COPD
combined pulmonary fibrosis and
　emphysema 　→CPFE
Committee on Publication Ethics
　　　　　　　　→COPE

continuous incremental ramp負荷
　……………………………… 129
continuous incremental ramp法
　……………………………… 130
COPD ……………………… 33, 56,
　　　　67, 102, 110, 150, 154
COPE ……………………………… 15
CPET ……………………………… 125
CPFE ……………………… 68, 152, 168

D～F

D'L$_{CO}$ …………………………… 67
deconditioning ………………… 135
diffusing capacity of the lung … 66
diffusing capacity of the lung for
　carbon monoxide 　→DL$_{CO}$
DL …………………………………… 66
DL$_{CO}$ …………………………… 67
DL$_{CO}$/VA ……………………… 67
dosimeter法 ……………………… 88
dynamic hyperinflation ……… 152
dyspnea index …………………… 134
EELV ……………………………… 152
end-expiratory lung volume 　→EELV
endothelial NOS ………………… 97
eNOS ……………………………… 97
Epidemiology Standardization
　Project 　→ESP
ESP ………………………………… 73
FE$_{NO}$ ………………………… 97, 151
FEV$_1$ …………………………… 5, 57
Fickの法則 ………………………… 66
forced vital capacity 　→FVC
fractional exhaled NO 　→FE$_{NO}$
Fres ………………………… 111, 113, 153

FVC ……………………………… 54, 57

G～L

Gaenslerの1秒率 ………………… 57
HCVR …………………… 9, 116, 118
Heを用いた閉鎖回路法 ………… 42
HVR ……………………………… 122
hypercapnic ventilatory response
　　　　　　　　→HCVR
idiopathic interstitial pneumonias
　　　　　　　　→IIPs
idiopathic pulmonary fibrosis 　→IPF
IFN-γ ……………………… 98
IgE ……………………………… 151
IIPs ……………………………… 162
IL-13 ……………………………… 98
IL-4 ……………………………… 98
iNOS ……………………………… 97
intrabreath法 …………………… 71
IPF ……………………………… 162
Jones and Meade ……………… 73
KC$_O$ ……………………………… 67
lactic threshold 　→LT
Logan model LR2149 ………… 100
LT ………………………………… 133

M～O

MMF ……………………………… 57
MostGraph® ……………………… 114
N$_2$洗い出し法 …………………… 46
N$_2$を指示ガスとした開放回路法
　……………………………… 46
National Library of Medicine
　　　　　　　　→NLM
neuronal NOS …………………… 97

NIOX® MINO ┈┈┈┈┈┈ 100	usual interstitial pneumonia →UIP	気腫合併肺線維症 →CPFE
NIOX® VERO ┈┈┈┈┈┈ 100	ventilatory threshold →VT	気腫性病変 ┈┈┈┈┈┈ 150
nitric oxide synthase →NOS	$\dot{V}O_2$ ┈┈┈┈┈┈ 133	喫煙 ┈┈┈┈┈┈ 113
NLM ┈┈┈┈┈┈ 15	VT ┈┈┈┈┈┈ 133	気道可逆性検査 ┈┈┈┈ 80, 153, 155
nNOS ┈┈┈┈┈┈ 97	V_{TG} ┈┈┈┈┈┈ 47, 53	気道過敏性 ┈┈┈┈┈┈ 85
NO ┈┈┈┈┈┈ 97	washout volume ┈┈┈┈┈┈ 71	気道過敏性検査 ┈┈┈┈ 8, 85, 155
NO breath V2 ┈┈┈┈┈┈ 100	Xrs ┈┈┈┈┈┈ 108, 112, 153	気道過敏性亢進 ┈┈┈┈┈┈ 86
NOA280i ┈┈┈┈┈┈ 100	Zrs ┈┈┈┈┈┈ 108	気道収縮物質 ┈┈┈┈┈┈ 155
NObreath® ┈┈┈┈┈┈ 100		気道抵抗 →Raw
NObreath® V2 ┈┈┈┈┈┈ 100	**あ～お**	機能的残気量 ┈┈┈┈┈┈ 31, 42
NOS ┈┈┈┈┈┈ 97	アストグラフ法 ┈┈┈┈┈┈ 88	胸郭拡張力 ┈┈┈┈┈┈ 33
O_2-pulse ┈┈┈┈┈┈ 134	アセチルコリン ┈┈┈┈┈┈ 87	胸郭抵抗 →Rcw
Ogilvie ┈┈┈┈┈┈ 73	圧型 ┈┈┈┈┈┈ 49	胸腔内気量 →V_{TG}
	圧量型 ┈┈┈┈┈┈ 49	共振周波数 →Fres
P～S	安静吸気位 ┈┈┈┈┈┈ 20	ギラン・バレー症候群 ┈┈┈┈┈┈ 179
$P_{0.1}$ ┈┈┈┈┈┈ 120	安静呼気位 ┈┈┈┈┈┈ 20, 33	気流型 ┈┈┈┈┈┈ 35
PAH ┈┈┈┈┈┈ 166	一酸化窒素 ┈┈┈┈┈┈ 97	気量型 ┈┈┈┈┈┈ 35
Pappenheimerの記載法 ┈┈┈┈ 14	一酸化窒素合成酵素 →NOS	筋萎縮性側索硬化症 ┈┈┈┈┈┈ 179
peak flow ┈┈┈┈┈┈ 58	ウォーミングアップ ┈┈┈┈┈┈ 128	空気とらえこみ →air trapping
PH ┈┈┈┈┈┈ 68, 166	運動後 ┈┈┈┈┈┈ 69	クールダウン ┈┈┈┈┈┈ 128
PSG ┈┈┈┈ 136, 170, 175	運動耐容能 ┈┈┈┈┈┈ 153	車椅子 ┈┈┈┈┈┈ 23
PubMed ┈┈┈┈┈┈ 15	運動負荷試験 ┈┈┈┈┈┈ 153	携帯型 ┈┈┈┈┈┈ 100
pulmonary arterial hypertension	エルゴメータ ┈┈┈┈┈┈ 127	経皮CO_2分圧 ┈┈┈┈┈┈ 140
→PAH	横隔膜機能不全 ┈┈┈┈┈┈ 180	嫌気性代謝閾値 →AT
pulmonary capillary	オシロメトリー法 ┈┈┈┈ 8, 106	広域周波オシレーション法 ┈┈┈┈ 106
hemangiomatosis ┈┈┈┈┈┈ 168		口腔内圧 ┈┈┈┈┈┈ 48, 53
pulmonary hypertension →PH	**か～こ**	口腔内圧変化 ┈┈┈┈┈┈ 48
pulmonary veno-occlusive disease	外呼吸 ┈┈┈┈┈┈ 1	較正用シリンジ ┈┈┈┈┈┈ 35
┈┈┈┈┈┈ 168	外国人患者の検査 ┈┈┈┈┈┈ 25	拘束性換気障害 ┈┈┈┈┈┈ 162
R5－R20 ┈┈┈┈ 110, 112	化学調節 ┈┈┈┈┈┈ 116	高二酸化炭素換気応答 →HCVR
Raw ┈┈┈┈┈┈ 108, 113	拡散障害 ┈┈┈┈┈┈ 150	呼気終末肺気量 →EELV
Rcw ┈┈┈┈┈┈ 108	ガス希釈法 ┈┈┈┈┈┈ 42, 152	呼気中一酸化窒素濃度 →F_{ENO}
Rrs ┈┈┈┈┈┈ 108, 112, 153	ガス交換 ┈┈┈┈┈┈ 2	呼気中のNO濃度 ┈┈┈┈┈┈ 97
Rti ┈┈┈┈┈┈ 108	簡易検査 ┈┈┈┈┈┈ 170	呼吸 ┈┈┈┈┈┈ 1
sampling volume ┈┈┈┈┈┈ 71	換気 ┈┈┈┈┈┈ 106	呼吸イベント ┈┈┈┈┈┈ 146
single breath法 ┈┈┈┈┈┈ 71	換気／血流比の不均等 ┈┈┈┈┈┈ 150	呼吸インピーダンス →Zrs
small capital ┈┈┈┈┈┈ 13	換気閾値 →VT	呼吸機能検査 ┈┈┈┈┈┈ 1
SpO_2 ┈┈┈┈┈┈ 13, 170	換気運動 ┈┈┈┈┈┈ 2	呼吸器リハビリテーション ┈┈┈┈ 125
STAT1 ┈┈┈┈┈┈ 98	換気予備能 ┈┈┈┈┈┈ 134	呼吸筋力 ┈┈┈┈┈┈ 106
STAT6 ┈┈┈┈┈┈ 98	間質性肺炎 ┈┈┈┈ 34, 68, 102	呼吸生理の記号 ┈┈┈┈┈┈ 9, 13
stepwise incremental法 ┈┈┈┈ 130	慣性 ┈┈┈┈┈┈ 106, 112	呼吸中枢機能検査 ┈┈┈┈┈┈ 116
	間接刺激法 ┈┈┈┈┈┈ 86, 93	呼吸抵抗 →Rrs
T～Z	奇異呼吸 ┈┈┈┈┈┈ 180	呼吸リアクタンス →Xrs
thoracic gas volume →V_{TG}	気管拡張薬 ┈┈┈┈┈┈ 80	国際出版倫理委員会 →COPE
tidal breathing法 ┈┈┈┈┈┈ 89	気管支拡張薬反応性検査 ┈┈┈┈ 8, 80,	混合静脈血酸素分圧 ┈┈┈┈┈┈ 167
Tiffeneauの1秒率 ┈┈┈┈┈┈ 58	153, 155	混合性換気障害 ┈┈┈┈┈┈ 152
transfer coefficient ┈┈┈┈┈┈ 67	気管支喘息 ┈┈┈┈ 56, 80, 85, 102, 113	混合性無呼吸 ┈┈┈┈┈┈ 147
UIP ┈┈┈┈┈┈ 162	機器のリーク ┈┈┈┈┈┈ 70	

さ～そ

再現性 26, 39
最高酸素摂取量 133
最大吸気位 19, 31
最大吸気量 152
最大呼気位 20
最大呼気中間流量 →MMF
最大酸素摂取量 133
採択基準 39
残気量 31
酸素カスケード 2
酸素摂取量 133
酸素脈 134
シグナル伝達兼転写活性化因子1
→STAT1
指示ガス 42
シャトル・ウォーキング試験 125
重症筋無力症 179
修正Borgスケール 128
周波数依存性 110, 112
周波数特性 110, 113
終夜睡眠検査 9, 136
小児 106
小児の検査 26
職業性肺疾患 3
食直後 69
神経型NOS →nNOS
神経筋疾患 33
心臓リハビリテーション 126
身体活動性 150, 153
心肺運動負荷試験 →CPET
心拍数予備能 133
睡眠関連呼吸障害群 137
睡眠時無呼吸症候群 103
据置型 98
スクォーク 158
スクリーニング 3
スパイログラム 5, 19
スパイロメータ 5, 19
スパイロメトリー 2, 5, 19
精度管理 35
精密検査 175
咳喘息 102
ゼロ較正 70
漸増負荷試験 130
喘息 80, 151
全肺気量 31
測定体位 59

組織抵抗 →Rti

た～と

体プレチスモグラフ法 47, 152
多血症 69
妥当性 26, 39, 62
煙草 69
段階的漸増法 130
弾性 106, 112
弾性収縮力 33
チークサポート 50
チェーン・ストークス呼吸 147
中枢性無呼吸 147
直接刺激法 86, 89
通常型間質性肺炎 162
低換気 147
抵抗 106
低呼吸 147
低酸素換気応答 →HVR
定常負荷試験 130
ディスポーザブルフィルター 36
電子出版 15
動的肺過膨張 152
特異的気道過敏性 86
特発性間質性肺炎 →IIPs
特発性肺線維症 →IPF
努力呼気曲線 54
努力肺活量 →FVC
トレッドミル 127

な～ほ

内呼吸 1
内皮型NOS →eNOS
難聴患者の検査 25
乳酸性代謝閾値 133
ノーズクリップ 29, 36, 61
肺移植 159
肺拡散能 7, 66
肺活量 31
肺気腫 34
肺気量分画 6, 19, 31
肺高血圧症 →PH
肺静脈閉塞症 168
肺線維症 56
肺動脈性肺高血圧症 →PAH
肺内不均等分布 52
肺年齢 4
肺胞出血 68

肺胞低換気 179
肺胞内圧 53
肺毛細血管腫症 168
肺容量減量手術 152
パルスオキシメータ 142, 170
ピークフロー 58
ピーポイントワン →P0.1
ヒスタミン 87
非特異的気道過敏性 86
費用対効果 103
貧血 68, 69
負荷薬物 81, 88
プラトー 38
フローボリューム曲線 5, 54, 151
米国国立医学図書館 →NLM
閉塞性換気障害 52, 80, 154
閉塞性細気管支炎 →BO
閉塞性細気管支炎症候群 103, 159
閉塞性睡眠時無呼吸症候群 137
閉塞性無呼吸 147
ベストカーブ 64
ポリソムノグラフィー →PSG

ま～わ

マウスピース 22, 29, 36, 60
末梢気道病変 150
末梢血好酸球数 151
慢性閉塞性肺疾患 →COPD
メサコリン 87
誘導型NOS →iNOS
容積変化 48
容量型 49
予測式 76
予備吸気量 31
予備呼気量 31
リサージュ波形 49
連続呼気採取法 71
連続的漸増法 130
ワッサーマンの歯車 125

編者略歴

田坂 定智
弘前大学大学院医学研究科呼吸器内科学講座 教授
弘前大学医学部附属病院 副病院長

1990年慶應義塾大学医学部卒業．同大学医学部呼吸循環器内科を経て，1997年Harvard School of Public Health（Claire M. Doerschuk教授）留学．日本鋼管病院，慶應義塾大学医学部呼吸器内科を経て，2016年弘前大学大学院医学研究科教授（至現在）．日本呼吸器学会東北支部長，肺生理専門委員会委員など．第62回臨床呼吸機能講習会会長（2022年8月）．

横場 正典
北里大学医療衛生学部医療検査学科臨床生理学 教授
北里大学病院呼吸器内科

1993年北里大学医学部卒業．同大学医学部呼吸器内科学に所属後，北里大学大学院を経てUniversity of Calgary（Paul A. Easton准教授）へ留学．北里大学医学部呼吸器内科学を経て，2021年より北里大学医療衛生学部医療検査学科臨床生理学教授（至現在）．
臨床医として勤務する傍ら，生理機能検査を中心に教育に従事．最近は災害医療における臨床検査のあり方に興味を持っている．

現場から伝える呼吸機能検査のコツ
基本のスパイロメトリーから精密検査まで

2025年1月20日　1版1刷　　　　　Ⓒ2025

編　者
　田坂定智　横場正典
　たさかさだとも　よこばまさのり

発行者
　株式会社　南山堂　代表者　鈴木幹太
　〒113-0034　東京都文京区湯島4-1-11
　TEL 代表 03-5689-7850　www.nanzando.com

ISBN 978-4-525-21391-6

JCOPY〈出版者著作権管理機構 委託出版物〉
複製を行う場合はそのつど事前に（一社）出版者著作権管理機構（電話03-5244-5088，FAX 03-5244-5089，e-mail: info@jcopy.or.jp）の許諾を得るようお願いいたします．

本書の内容を無断で複製することは，著作権法上での例外を除き禁じられています．また，代行業者等の第三者に依頼してスキャニング，デジタルデータ化を行うことは認められておりません．